Julia von Lucadou

Tick Tack

Roman

Hanser Berlin

Die Arbeit der Autorin an diesem Buch wurde vom
Deutschen Literaturfonds e. V. gefördert.

Die Abbildung zu Beginn der Kapitel stammt von
Ashley Longshore, @ashleylongshoreart.

1. Auflage 2022

ISBN 978-3-446-27234-7

Umschlag: Nurten Zeren, zerendesign.com
Motiv: © Konstantin Mishchenko/Pexels
Foto: © bpk/Bayerische Staatsbibliothek/Archiv
Heinrich Hoffmann
Satz: Sandra Hacke, Dachau
Druck und Bindung: CPI books GmbH, Leck
Printed in Germany

FSC
www.fsc.org
MIX
Papier aus verantwortungsvollen Quellen
FSC® C083411

Für Antje und Su
und für die Mädchen, die wir einmal waren

In Gedenken an Egbert und Irmela

Let’s give a voice to all the complicated liars out there.

Elliott Goss in »Search Party«

THREAD 1

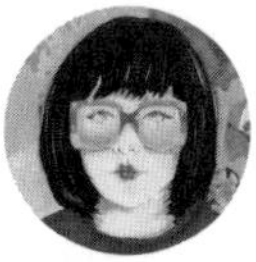

saycheese

Almette

Folgen

1250 Folge ich **10.3K** Follower **250.2K** Likes

Don't worry 'bout me, I'm doing good, I'm doing great, alright
It's about to get ugly flow so mean I just can't be polite
Tierra Whack »Pretty Ugly«

Thera-fucking-pie, die Dritte. Und wen hat sich die Übermutter diesmal ausgesucht? Ein Klischee von einer Therapeutin. Wenn es einen Ikea-Katalog nur für Therapiepraxiswartezimmer gäbe, wäre das hier auf dem Cover. Breitwandbilder von türkisen Wasserfällen und Wiesenlandschaften in Pastelltönen. Entspannungsporno aus der Archivbild-Agentur. Alle Möbel offwhite. Unbelastet. Man will ja keine traumatischen Assoziationen triggern. Aber auch nicht zu unpersönlich rüberkommen. Das Off des Whites die passende Prise Menschlichkeit.
Neue Therapeutin = 100% Sellerie, schreibe ich Yağmur und schicke ihr ein Wasserfallfoto. FML.
Du hast eindeutig ne Gemüsephobie. Solltest du direkt mit deiner neuen Therapeutin besprechen.
Mein Kichern hallt durch dreißig Quadratmeter. Warum so ein monströses Wartezimmer für Einzeltherapien? Das muss Strategie sein. Man soll spüren, wie unwichtig und einsam man ist, ein Fliegendreck in der Wasserfall-Aula. Und dann, bam, geht man rein zur Therapeutin und sie sagt: Du bist kein Fliegendreck. Und man ist total glücklich.
Kapitalismus-Künstlerin. Erst ein Problem basteln und dann die Lösung dafür verkaufen.

Ich hab keine Gemüsephobie. Sellerie ist eindeutig widerlich.
Gemüserassistin. Was hast du gegen Sellerie? Gesund, stramm und grün.
Schon mal Knollensellerie gesehen? Sieht aus wien Sack mit Mumps.
Ich schicke ihr das Foto einer Frau im Arztkittel mit Hoden statt Kopf. Neue Therapeutin = 100% Knollensellerie.
Psycho-Doktorin Nummer drei ist immerhin ein Upgrade. Privatpraxis. Ausgewählter Patientenkreis. Mindestens zwei FC-Stars und die Jungs von AnnenMayKantereit. Meine Mutter hat einen der heißbegehrten Termine über ihr Medizinerinnennetz an Land gezogen. Keine Kinder- und Jugendlichenpsychologin mehr, sondern eine ausgewachsene Koryphäe mit zwei Doktortiteln und acht Zusatzausbildungen, die kaum auf ihre Türplakette passen.
»Hauptsache nicht wieder so eine Dreiundzwanzigjährige im Harry-Potter-Shirt, die dich deine Familie mit Barbiepuppen nachstellen lässt«, hat meine Mutter gesagt. Vor drei Wochen habe ich sie durch die Pappmachéwände des Aufenthaltsraums der Kinder- und Jugendpsychiatrie Köln auf und ab laufen gehört. Das Klacken ihrer Absätze auf höchstem Aggressionslevel. Ihre Stimme hat vor Wut gezittert, als sie dem Arzt erklärte, dass er mich nicht so schnell entlassen dürfe. Durfte er natürlich. Wusste sie auch. Keine Freiheitsberaubung ohne meine Zustimmung. Wir sind hier nicht in China. Noch nicht.
Also machte sie mit Erpressung weiter: ohne Therapie kein neues iPhone. Obwohl das längst vereinbart war, als Belohnung für den Einserschnitt und den Ethikpreis und das Stipendium des Begabtenförderungsfonds des Landes Nordrhein-Westfalen. Vertragsbruch. Ich hätte es mir schriftlich geben lassen sollen.
Jetzt sitze ich hier in dieser perfekt gestylten, menschenfreien Seelenheil-Hölle.

Wünschte, du wärst hier.
Yağmur antwortet mit dem Success-Kid-Meme. You got this, babe.

Die Therapeutin ist wie erwartet klischiert therapeutisch. Graumelierte, vorgestern zuletzt gekämmte Haare. Das Gesicht hinter eine zu große Brille geklemmt, die nur aus Versehen gerade im Trend liegt. Dazu Outfit »Maus«, mindestens eine Größe zu groß. Das obligatorische Clipboard auf ihren übereinandergeschlagenen Beinen. Sie lässt den Kugelschreiber in der linken Hand über dem Notizpapier schweben wie einen Miniatur-Speer.
Jetzt ein TikTok drehen, Tierra-Whack-Style, mit dem Therapeutinnenklischee im Hintergrund. Ich vorne in einer Zwangsjacke aus dem neunzehnten Jahrhundert kurz nach dem Elektroschock. Sabber läuft mir aus dem rechten Mundwinkel und mein linkes Augenlid geht nicht mehr auf. Ich starre in die Kamera und bewege die Lippen in perfekter Synchronität fünfzehn Sekunden lang, Don't worry 'bout me, I'm doing good, I'm doing great, alright, während ich mir selbst die Luft abdrücke, beide Hände fest um meinen Hals gelegt, und die Therapeutin versucht, mir eine Beruhigungsspritze zu setzen.
Sie hat mir das Handy vor der Therapiestunde abgenommen.
Ich brauche eine Challenge, um mir die fünfzig Minuten dieser Sitzung zu vertreiben.
Staring Contest. Ich starre ins Gesicht meiner Zwangstherapeutin, ohne zu blinzeln. Danke, Curious Zelda, savageste Instagram-Katze der Welt. Zelda hat den Staring Contest aus dem Friedhof der vergessenen Challenges ausgegraben und bis zur Viralität defibrilliert. Auch wenn Insta-Rivalin Staring Sallie behauptet, das Katzen-Staring-Meme erfunden und deshalb Anspruch auf Zeldas Werbeeinnahmen zu haben.

Die Therapeutin richtet ihre Brillenaugen auf mich. Sie sieht entschlossen aus, kein Blinzeln auf weiter Flur. Hmm. Vielleicht ist sie auch Zeldaistin.
Ich halte ihrem Blick stand. Ich muss mich nur in Curious Zeldas Zottelkopf hineinversetzen, um meinen Blinzeltrieb unter Kontrolle zu bekommen. Zelda starrt im Gegensatz zu Staring Sallie anbetungswürdig intensiv. Sie verleiht dem Nichtblinzeln eine echte Stalker-Romantik, während Staring Sallie einfach nur dumm-niedlich aussieht. Man möchte ihr die bescheuerte Persernase mit der Faust noch flacher drücken.
Yağmur versteht meine Obsession für Zeldas Starrfähigkeiten nicht. Sie steht auf Insta-Tiere mit höherem Aww-Faktor. Ihr aktueller Favorit: der zweifüßige Hund Georgie TwoPaws. Der hat nur so gute Werbeverträge, weil hinter dem bemitleidenswerten Gehoppel und seiner »Wir-schaffen-das«-Einstellung eine düstere kapitalistische Seele steckt. Quatsch, würde Yağmur sagen. Du glaubst immer, alle sind evil und kalkuliert. Aber dass ein behinderter Hund so viele Follower hat, zeigt doch gerade, dass es einen guten Kern im Menschen gibt. Empathie. Selbstlosigkeit.
Das muss gerade Yağmur sagen.
Die Therapeutin starrt.
Ich maunze leise, ohne die Gesichtsmuskeln zu bewegen.
»Was haben Sie gesagt?«
Yes. Kräuseln der Augenbrauen, Blinzeln. Die Therapeutin hat Runde eins des Staring Contests verloren. Ich fauche vor Freude.
Die Therapeutin schüttelt sich, blickt aufs Clipboard, setzt neu an.
»Warum sind Sie heute hier?«
»Weil meine Eltern mich hergeschickt haben.«
»Das ist ja sehr folgsam von Ihnen.«

Folgsam? Da lag ich mit dem neunzehnten Jahrhundert gar nicht so falsch.
Die Therapeutin macht sich Notizen. Das Geräusch ihres Kugelschreibers auf dem Clipboardpapier kratzt an meiner Hirnrinde. Kreide auf alten Schultafeln. Wie zieht sie aus so einem kurzen Gespräch so viele Spiegelstriche?
»Erpressung«, sage ich.
Die Therapeutin schweigt und schreibt.
»Ich hatte keine Wahl«, sage ich.
Sie hört nicht auf zu schreiben.
»Meine Eltern haben mir gedroht zu helikoptern.«
Das Therapeutinneninteresse ist geweckt, sie hebt den Blick und senkt den Kugelschreiber.
»Das müssen Sie mir erklären.«
»Na ja, Helikopter-Eltern. Oder, noch härter: das Upgrade Rasenmäher. Zusätzlich zur Totalüberwachung wird jedes noch so kleine Hindernis vorsorglich aus dem Weg gemäht. Nicht dass sich beim Kind ein Frust entwickelt, weil es schlechte Noten hat. Also engagiert sich Mami in allen Schulkomitees, und Papi schreibt jeden Tag E-Mails an die Schulleitung und kauft eine Kumon-Tutorin, die am Nachmittag die Hausaufgaben betreut.«
»Und Sie finden es bedrohlich, wenn sich Ihre Eltern für Sie engagieren?«
Ich frage mich, ob sich die Therapeutin ihre acht Zusatzausbildungszeugnisse im Darknet bestellt hat. Ihre Fragen sind durchschaubarer als ihr Wartezimmer.
»Gegen Überbehütung hat man keine Chance. Schlagen dürfen sie einen nicht, aber gegen fürsorgliche Vollkontrolle sagt keiner was. Wenn ich im Alnatura einer Fünfjährigen sage, sie soll mir nicht gegen's Schienbein treten, ruft der Rasenmäher die Polizei wegen Kindesbedrohung. Kommen Sie mal in meine Klasse. Durch die Bank unselbstständige, egozentrische Heulsusen, die

sich jetzt schon von Mami den Studiengang aussuchen lassen, für den sie sich nach dem Abi bewerben. Nee, sorry, für den Mami nach dem Abi ihre Bewerbung schreibt.«

Die Therapeutin notiert wieder.

»Also, ich finde einen Selbstmordversuch bedrohlicher«, sagt sie. »Ich bin sicher, dass das schockierend war, beinahe ums Leben zu kommen. Oder wie haben Sie das empfunden?«

Die Schienen der U-Bahn-Haltestelle Hansaring, die nach Pisse stinken. Seit Jahrzehnten hat die männliche Spezies genau hier markiert. Warum kriegen die diesen Urinstinkt nicht in den Griff, ihre DNA mit Urin, Speichel und Sperma an öffentlichen Orten zu verteilen?

Die Gleise vibrieren unter mir.

Ich schüttele den Flashback ab und beginne Runde zwei des Staring Contests. Die Therapeutin starrt stumm zurück. Ihre Oberlippe zittert ein bisschen. Ein gutes Zeichen.

»Hatten Sie keine Angst?«, legt sie nach, ohne den Blick abzuwenden.

Die Gleisanzeige kündigt eine U 15 in zwei Minuten an. Bei den Kölner Verkehrsbetrieben können zwei Minuten auch zwölf Minuten bedeuten. Oder eine. Oder null. Null Minuten. Ich spüre das Vibrieren der Schienen unter mir. Das Metall bebt im Rhythmus meines galoppierenden Herzens. Ich kann den Zug hören, wie er ranrollt, wie er durch den Tunnel kommt, eine kantige, hässliche Schlange in rot-weiß.

»Was ist da in Ihnen vorgegangen, Almette?«

Wow, der Boomer-Klassiker: Vorname plus Siezen für maximalen Herablassungseffekt. Die Therapeutin erinnert mich an meine Mutter. Die würde mich seit der SACHE auch am liebsten nur noch mit Sie ansprechen, wenn das in der Öffentlichkeit nicht negativ auffiele. Da müsste sie erst eine Studie in die Wege leiten, die belegt, dass das Siezen von suizidalen Töchtern eine erfolgreiche pädagogische Methode ist, die meiner neurologischen Entwicklung dient. Aber das wäre zu viel Arbeit, und zu viel Arbeit hat sie schon.

»Almette? Können Sie mir erklären, was da passiert ist?«

Kleine Schottersteine stechen mir in den Rücken. Der Pissegeruch ätzt sich in die Schleimhäute. Die Bahn wird mich hier überfahren, an dieser abgefuckten Haltestelle, die designt wurde, um das ästhetische Bewusstsein der Kölner Obdachlosen so krass zu verletzen, dass sie lieber woanders schlafen. Der Boden schwarzer Gumminoppenbelag, aus dem ein knallgelber Streifen hervorsticht. Als Tribut an die Gallenfarbe der Kotze, die täglich über die Noppen schwallt. Die Wände gefliest mit den Badezimmerfliesen verstorbener Kölner aus den 60er Jahren, Brauntöne von Durchfall bis Leberurin. Ich hätte die Leyendeckerstraße nehmen sollen, wo jemand *Tanz oder gar nicht* an die Wand gesprayt hat. Das wäre wenigstens poetisch gewesen.

Wenn ich jetzt aufspringe, könnte ich es wahrscheinlich noch zurück auf die Plattform schaffen. Eine Ratte rennt an meinen Füßen vorbei in die Sicherheit der Abflussrohre. Die Gleise vibrieren.

Die Zwangstherapeutin starrt mich an, ohne zu blinzeln.

»Almette?«

Therapeutin = Mutter-Avatar. Der will, dass ich erkläre, was passiert ist. Um es abzuhaken. Damit die arme Mutter die SACHE endlich an den Nagel hängen kann, an den sie gehört. Den Nagel ganz hinten im Schrank, in dem im Sommer die Winterklamotten in Vakuumsäcken verstaut werden. Da sind wir auf einer Wellenlänge. Da sind wir endlich mal einer Meinung. Nichts wäre mir lieber, als die verdammte SACHE endlich in den Winterklamottenschrank zu hängen. Mottenkugeln rein und Tür zu.

»Es ist ja nichts passiert«, sage ich.

Absolut gar nichts ist passiert. Wenn etwas passiert wäre, würde

ich ja nicht hier sitzen. Wenn etwas passiert wäre, würde ich jetzt in Form von Haut- und Organfetzen an den Schienen kleben.
»Wie meinen Sie das?«
Die Therapeutin hat dichte, dicke Wimpern wie Yağmur, so dass man je nach Kopfhaltung nicht richtig sehen kann, ob sie die Augen noch aufhat. Ich muss an Yağmurs Augenlider im Krankenhaus denken, die geschwollen waren vom Heulen. Warum hast du nichts gesagt?, fragt sie mit so einer Stimme, die man aus amerikanischen Serien kennt, leise und brüchig und einen Tick zu pathetisch.
Wir haben eine Transparenzvereinbarung, Yağmur und ich. Immer alles sofort sagen, volle Wucht der Informationen. Und die habe ich gebrochen mit meinem Sprung.
Ich hab mir solche Sorgen gemacht, Mette, hat Yağmur geweint. Ich hatte so ne Angst. Und ich konnte diesen absurden Gedanken nicht abschütteln, dass ich nicht weiß, wie man TikTok in den Gedenkzustand versetzt.
»Almette.« Dieser Ton in der Therapeutinnenstimme. Der helle Kratzton eines Elternultimatums. »Was meinen Sie mit: Es ist nichts passiert?«
Sie kräuselt die Nase und kneift die Augen zusammen. Als ob sie Angst hätte, dass ein Büromensch aus dem Versicherungsgebäude gegenüber bei seiner PowerPoint-Präsentation mit einem außer Kontrolle geratenen Laserpointer auf sie zielen könnte.
Staring Contest gewonnen. Ich miaue feierlich.
»Okay«, sagt die Therapeutin, »da Sie nicht kooperieren, weise ich Sie über Nacht noch mal in die Klinik ein. Wenn Sie das Gefühl haben, dass ein Suizidversuch kein ernstzunehmendes Ereignis ist, ist die Chance zu groß, dass Sie es wieder tun.«
Meine Augenlider verselbstständigen sich und versuchen, alle Blinzelschläge auf einmal nachzuholen. Ich habe die Therapeu-

tin als Mutter-Avatar unterschätzt. Wie meine Eizellenspenderin schreckt sie nicht vor Erpressungsmethoden zurück.
»Werther-Effekt!«, rufe ich. »Es war der Werther-Effekt. Das ist passiert.«
Die Therapeutin, die gerade dabei war, ihr Clipboard abzulegen, um zum letzten Festnetztelefon von Köln zu greifen, hält inne.
Meine Werther-Referenz würde unsere Deutschreferendarin Frau Zweig überglücklich machen. Frau Zweig ist ein Quokka von einem Millenial. Pausbäckig und immer am Lächeln. Sie hat uns ihre Handynummer gegeben, »falls mal was sein sollte«, und postet in der Klassen-WhatsApp-Gruppe Artikel über Cyberbullying. Bitte schaut nicht *Tote Mädchen lügen nicht,* hat sie mal zu Beginn der Deutschstunde gesagt und dabei wahnsinnig besorgt ausgesehen, wegen des Werther-Effekts. Da gab's schon Fälle in Amerika.
Ich glaube, Frau Zweig wäre von allen am traurigsten gewesen, wenn ich von der KVB überfahren worden wäre. Die hätte sich sofort verantwortlich gefühlt. Die säße jetzt hier an meiner Stelle bei der Therapeutin.
»Was meinen Sie damit?«
Das Repertoire der Klischeetherapeutin an Klischeetherapeutinnenfragen ist unerschöpflich.
»Kennen Sie nicht? Den Werther-Effekt? Ich dachte, das ist Psychologie-Grundlagen-Seminar. Googeln Sie das mal.«
»Sie wollen also sagen, dass Sie beim Suizidversuch beeinflusst worden sind?«, fragt die Therapeutin. Irgendwie sieht sie jetzt vergnügt aus.
»Genau«, sage ich. »Netflix. Computerspiele. Social Media. Hochgefährlich für junge Menschen wie mich. So viel Gewalt. So viel Tod. So viel Geballer. Nächste Stufe: Amoklauf.«
Ich wünschte, ich könnte das hier für Frau Zweig livestreamen. Lehrerinnen werden feucht bei Kausalzusammenhängen. Das

Gefühl, für alles eine Erklärung zu haben. Teenie schaut Selbstmordshow, Teenie versucht Selbstmord. Da muss man nur Netflix verbieten und alle sind gesund und glücklich.
»Wollen Sie damit sagen, dass Sie einen Amoklauf planen?«
Boomer, du bist so vorhersehbar. Arme Karen, beißt auf jeden Angelhaken. Und jetzt blutet deine Lippe.
»Das müssten wahrscheinlich Sie mir sagen«, sage ich.
»Wenn Sie darüber nachdenken, ihren Mitschülern etwas anzutun, muss ich die Polizei informieren, das verstehen Sie?«
»Klar, verstehe ich total.«
Stille. Die Therapeutin überlegt. Sie will sich nicht an die Lippe fassen, um zu sehen, ob sie wirklich blutet. Und den Autoritätsverlust zugeben.
»Ich glaube Ihnen nicht, dass Sie jemandem Gewalt antun möchten.«
»Da sind wir ja schon zwei.«
»Außer sich selbst. Ich glaube, Sie haben das schon ernst gemeint, als Sie sich auf die Schienen gelegt haben. Natürlich ging es da auch um Aufmerksamkeit. Aber Sie sind das Risiko eingegangen zu sterben. Sie haben gewusst, worauf Sie sich einlassen. Sie haben das in Kauf genommen. Ihr Leben ist Ihnen wenig wert.«
Wie bitte? Woher die plötzliche Unterstellungswut, Karen?
»Im Gegenteil«, sage ich, »es war ein Experiment. Ich wollte den Werther-Effekt testen. Ich habe *Tote Mädchen lügen nicht* geschaut und Einträge in Suizidforen gelesen …«
Die Therapeutin schaut zur Therapeutinnenuhr, die wie ein Leuchtturm neben ihr auf einem einbeinigen Präsentationstisch steht. Um den Patienten zu signalisieren, dass sie eine Dienstleisterin ist, die festgelegte Zeitabschnitte zur Verfügung stellt.
»Ich habe versucht, mich mit TikToks und Snaps von depressiven Jugendlichen in Suizidgedanken hineinzuversetzen …«

Die Therapeutin hört mir nicht zu, und zwar demonstrativ. Sie macht eine Show daraus, dass sie mir nicht zuhört. Sie schaut von der Therapeutinnenuhr zum Fenster und lässt ihren Blick wandern, als wäre sie im Mallorca-Urlaub. Gleich legt sie die Beine hoch.
Erst stochert sie an mir herum, um mich zum Reden zu bringen und dann, wenn ich endlich in Fahrt bin, hat sie die Dreistigkeit, mich einfach zu ignorieren.
»Sogar Goethes zeitgeistfernen *Werther* habe ich gelesen, um ganz sicherzugehen …«
»Setzen wir da doch für heute mal einen Schlusspunkt«, unterbricht sie mich und notiert sich etwas auf ihrem Clipboard, »und machen nächste Woche hier weiter.«
Sie übergibt mir mein Smartphone mit spitzen Fingern, als wäre es ansteckend. Ich mache ein Bild von ihr, wie sie sich über ihren Schreibtisch beugt. Mit ihrem Katzenbuckel sieht sie aus wie eine Hexe. Ich poste das Foto mit der Caption Der Moment, wenn du realisierst, dass deine Therapeutin verrückter ist als du.
Yağmur likt es als Erste.

☐ **Anonymous** 06/25/19(Tue)15:01:52 No.35710754

>das MUTTERTIER rumort wieder, steht wahrscheinlich vor meiner Tür und lauscht, mit seinem aufgestellten Ohr, das ich vor Augen hab, das ich auswendig kenne, weil ich drauf gestarrt habe meine ganze Kindheit lang, und jetzt bin ich wieder hier, im KINDERZIMMER, als ob ich kein Mann wäre, sondern ein verdammtes Kindergartenkind, und das Muttertier rumort draußen, scharrt mit den Hufen, will über die Schwelle, will mir sein Ohr vors Gesicht schieben, riech mal, fühl mal, sieh mal hinein, wie es sich windet in ein Inneres, das sich dir öffnet, wenn du näher kommst, da klopft sie schon, die MUTTERFAUST am Holz, könnte die Tür einschlagen, wenn sie wollte, aber das würde nicht ins Bild passen der liebenden, liebevollen, lieblichen Mutter

>schatz, ruft die Mutterstimme, zuckrig, klebrig, scheinheilig, Schatz, willst du was zu essen, ich hab KOHLRABISTICKS gemacht mit Dip, und Malveneistee, Schatz, gehts dir gut, möchtest du was, kann ich was für dich tun

>muttersoehnchen.gif

>ich stelle mich tot, stelle das Atmen ein, sehe meiner Brust zu, wie sie Bewegungslosigkeit vorgibt, aber drinnen hämmerts, drinnen kriege ich mein Herz nicht zum Runterschrauben [panic.exe], sollte mir den Mund zuhalten, damit ich nicht schreie, aber ich beherrsche mich, halte die Luft an, bis das Muttertier sagt, okay, Schatz, ich stells dir vor die Tür, falls du was magst

>ich hab dich lieb, sagt das Muttertier, du bist ein GESCHENK, sagt das Muttertier, es ist SO SCHÖN, dass du wieder bei uns bist

>dass du wieder bei uns bist

>myloserlife.jpg

>und ich höre das Biodunkelgrün der Enttäuschung, die da mitschwingt, die hochgezogenen Augenbrauen, da sitzt er, der sechsundzwanzigjährige Sohn in seinem Kinderzimmer, es hat sich nichts verändert, die Scheiß-Star-Trek-Poster an den Scheißwänden sind immer noch die gleichen und brüllen NERD NERD NERD

>früher, als es noch reinkommen durfte, hat das Muttertier manchmal seinen Freundinnen mein Zimmer gezeigt und dabei MEIN KLEINER LORD gesagt, er ist so schlau, ich verstehe die Hälfte nicht von dem, was er sagt

>und dabei stolz gekichert, jetzt würde sie nicht mehr kichern, jetzt würde sie den Blick senken und in sich hinein murmeln: [sigh] Er ist wieder da, es hat nicht geklappt mit dem Studium, es war nicht das Richtige

>aber es wird schon, es wird schon werden

>is_everyone_brainwashed.jpg

>es wird schon, Hase, sagt sie täglich, eines ihrer bescheuerten Affirmationsmantras, sagt sie mehr zu sich als zu mir und dran glauben tut sie auch nicht, das ist ja das Perfide an ihren AFFIRMATIONEN, dass sie erstunken und erlogen sind

>lieswhenshesmiles.mov

>sie hofft drauf, sich selbst zu überlisten, dass sie irgendwann doch an die Lüge glaubt

>einmal hab ich sie dabei beobachtet, wie sie fünf Minuten vorm Spiegel im Schlafzimmer stand und mit einem behinderten Erleuchtungslächeln immer wieder zu ihrer Reflexion sagte: Du bist schön, du bist schön, du bist so schön

>und dabei zu weinen anfing, die Tränen rollten ihr über die Backen, bis sie irgendwann komplett rot und aufgequollen war und der Kontrast zwischen dem Satz und der Realität nicht mehr zu ertragen und sie mitten im Satz abbrach, du bist —

>uglysoul.png

>und sich anstarrte mit einem hasserfüllten Blick, den ich vorher erst ein einziges Mal an ihr gesehen hatte, nämlich

>als ich zum ersten Mal den Namen meines Vaters aussprach, am Mittagstisch mit ihrem neuen Chad, zwei Jahre nach der Flucht

>repelparent.exe

>sie starrte sich im Spiegel an, als wäre sie das WIDERLICHSTE, was sie je gesehen hatte: Du bist —

>du bist nichts, du bist niemand, du bist ein armseliges, verquollenes, hässliches Häufchen Frau

>fuckfemoids.jpg

>nebenan klappt eine Tür auf und zu, das Hühnchen ist zu Hause, brav direkt nach Schulschluss ins Nest zurückgewatschelt, um Hausaufgaben zu machen, es kann ja nichts dafür, das arme Halbschwesterchen, dass es an Hirnmasse weniger abbekommen hat [darwinrules.exe]

>sogar der Nachzügler ist mit seinen fünf Jahren schlauer als sie, da muss sie eben vor allem funktionieren und die Hausaufgaben machen, damit sie ihren Zweierschnitt behält

>das Muttertier folgt ihr auf den Fersen mit den Kohlrabisticks, ich stelle mir vor, wie sie die dem Hühnchen einzeln in den aufgerissenen Schnabel steckt und sich am Ende den ausgehungerten Teenager-Körper über die Schulter legt fürs Bäuerchen

>anstatt dass mir schlecht wird beim Gedanken an den instagram-optimiert schmalen HÜHNCHENKOHLRABIKÖRPER über der Mutterschulter, bekomme ich Lust auf Hähnchenschenkel, richtige Lust [ist das Inzest?]

>die werden in fünfundzwanzig Minuten an der Haustür aus einem orangenen Rucksackquadrat gehoben und von einer zähneknirschenden Mutter bis vor meine Zimmertür getragen

>hase, wird sie sagen, Schatz, ich will dir echt nicht reinreden, überhaupt nicht, du sollst dein Leben leben, wie du willst, aber

diese Bratfette sind die allerschlimmsten, die verkleben dir die Herzarterien und zwar für immer, die kriegst du nicht mehr sauber, und du, irgendwann hören die dann einfach auf zu arbeiten
>jepp, werde ich sagen, jepp, herzliche Grüße an die anthroposophische Ernährungsberaterin, aber ich mache das alles in vollem Bewusstsein
>und dann werde ich genüsslich in die fettige Hähnchenhaut beißen und mir die [juicy] Schenkel meiner Schwester vorstellen, wie ich einen Bissen Fleisch nach dem nächsten aus ihr rausbeiße, bis ich auf Knochen stoße

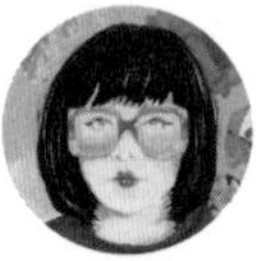

saycheese

Almette

Folgen

1534 Folge ich **10.1K** Follower **250.2K** Likes

Nur zweiundzwanzig Likes für meine bucklige Therapeutin. Liegt es an ihr oder an meiner Caption? Seit meinen Suicide-Storys, die mich kurzfristig fast auf Fame-Level katapultiert haben, habe ich nie wieder so viele Likes bekommen. Die neuen Follower waren nach einer Woche wieder weg. Obwohl ich den Content an die Zielgruppe Selbstmordfan angepasst habe. Siehe Therapeutinnenfoto.
Das war schon immer mein Problem, dass ich die breite Masse nicht erreiche. Ich bräuchte ein Haustier für mehr Follower. Eins mit Star Quality, wie Curious Zelda. Oder eins mit Behinderung. Yağmur könnte Georgie TwoPaws absurden Verrenkungen stundenlang zuschauen. Wie er versucht, mit einer Pfote ein Loch im Garten zu buddeln, während er auf der anderen balanciert wie ein Zirkuselefant. Vielleicht kaufe ich mir eine Katze mit zwei Beinen oder mit gar keinen Beinen, noch besser. Für die könnte ich dann einen Raduntersatz bauen. Das liken alle am meisten, wenn man ein behindertes Tier mit irgendwelchen selbstgebauten Konstruktionen wieder mobil macht.
Unter dem Tisch suche ich die Tierheimwebsites von Köln und Umgebung nach behinderten Katzen ab.
Die Luchsaugen meiner Mutter registrieren die Bewegung und sie streckt die flache Hand über den Tisch.
»Keine Handys beim Essen, Almette.«
»Mama«, sage ich und lege das Smartphone in ihre Handfläche. Jetzt lieber nicht noch mehr Ärger, meine Eltern sind schon ext-

rasauer wegen der Selbstmordgeschichte. »Ich hätte gerne eine Katze.«
»Wie war's bei der Therapeutin?«
Meine Mutter signalisiert meinem Vater mit ausgestrecktem Zeigefinger, ihr die Fassbutter über den Tisch zu reichen.
»Sie hat gesagt, eine Katze würde mir guttun.«
»Warum?«
»Weil ich keine Geschwister habe.«
»Klingt abwegig.«
»Du hast sie ausgesucht.«
Meine Mutter bestreicht ihr Vollkornbrot in Zeitlupe, als ob sonst irgendwo in Afrika ein Jenga-Stein runterfallen würde. »Das Problem am Dorfladen ist«, sagt sie, »dass die nur vollfette Butter haben.« Dabei schaut sie mich an. Beugt sich dann über den Tisch, um mir den Kopf zu streicheln. Ihre Schlechtes-Gewissen-Geste, wenn sie sich dafür schämt, dass ihr was an mir nicht gefällt. Ein bisschen Butter ist beim Vorbeugen an ihrem linken Busen hängen geblieben. Ich ziehe am Wachspapier, um mir eine demonstrativ dicke Schicht Butter aufs Brot zu schmieren. Meine Mutter hebt die Augenbrauen und schaut zu meinem Vater. Der schüttelt den Kopf und zuckt die Schultern.
»Ich bin nicht blind«, sage ich.
»Wir wollen doch nur, dass du gesund bleibst, Mettchen.« Mein Vater entscheidet sich ebenfalls für die Kopfstreichelgeste. Ich winde mich weg und binde mir einen Hipsterdutt auf die Kopfdecke, um weitere elterliche Versöhnungsangriffe zu vermeiden. Dann nehme ich einen großen Bissen von meiner Brotscheibe und lasse die Butter auf meiner Zunge zerlaufen. Sie ist säuerlich wie alles vom Dorfladen.
»Warum heißt der Dorfladen eigentlich Dorfladen«, frage ich, »wenn er mitten in der Stadt liegt? Ist das nicht False Advertising?«

»Deutsch bitte, Hase«, sagt meine Mutter. »Der Dorfladen heißt Dorfladen, weil die Lebensmittel vom Dorf kommen.«
»Ich dachte, ein Dorfladen ist ein Laden im Dorf.«
»In dem Fall ist es eben ein Laden mit Dorfprodukten«, sagt meine Mutter genervt, »was soll diese Korinthenkackerei, Almette?«
»Ich darf keine Anglizismen verwenden, aber du darfst Kackerei sagen?«
»Korinthenkackerei ist ein stehender Begriff, Almette«, sagt mein Vater, wie ein guter deutscher Schäferhund immer seinem Frauchen nachbellend.
»False Advertising ist auch ein stehender Begriff, Grandpa.«
Zu meinem vierzehnten Geburtstag haben mir meine Eltern zwei Zumba-Flatrates vom Fitnessstudio geschenkt, eine davon für Yağmur, damit ich »nicht so einsam bin beim Fittanzen«. Ich habe versucht ihnen zu erklären, dass Zumba sexistisch ist, weil man da lernt, zu Texten wie *Shake your Popee* möglichst genderkonform mit dem Arsch zu wackeln. Das haben sie nicht als Argument gelten lassen. Nicht mal mein Vater, der normalerweise immer auf das Sexismusargument anspringt. Dazu fühlt er sich berufen, seit er vor eineinhalb Jahren seinen Job als Unternehmensberater an den Nagel gehängt hat, um Hausmann und feministischer Blogger zu werden.
»Also?«, frage ich in die Kaugeräusche meiner Mutter. Sie ist eine von diesen aggressiv langsamen Esserinnen, bei denen jede pedantische Kieferbewegung wie ein Vorwurf klingt.
»Also was?«
»Kann ich eine Katze haben?«
»In ein paar Jahren ziehst du doch sowieso aus.«
»Ist das eine Drohung?«
»Na, wenn du mit der Schule fertig bist.«
»Und was hat das mit meiner Katze zu tun?«

»Wer kümmert sich dann um die, wenn du weg bist?«
Mein Blick schaltet sich mit dem Mutterblick parallel, der auf meinen Vater gerichtet ist. Er hat seine Hände ordentlich neben dem Teller platziert, darauf eine unangetastete Brotscheibe. Als er sich mit unserer plötzlichen Aufmerksamkeit konfrontiert sieht, zuckt er zusammen und versucht rückwirkend nachzuvollziehen, über was wir gesprochen haben. Seit er zu viel Zeit hat, ist er ein Tagträumer und kriegt noch weniger von meinem Leben mit als vorher, als er nur an den Wochenenden zu Hause war. Dafür versucht er mich jetzt ständig zu überreden, mit ihm den ARD-Brennpunkt zu schauen.
Mein Vater hat sich in Ermangelung grundlegender Informationen über den Diskursgegenstand entschlossen, uns freundlich zuzunicken.
»Danke, Papa!«, rufe ich und laufe um den Tisch, um ihn mit einer Umarmung in die Einwilligung hineinzumanipulieren.
»Georg«, sagt meine Mutter, »du weißt doch wieder gar nicht, worum es geht, oder?«
Mein Vater nickt ängstlich. Unsicher, wie meine Mutter auf diese Offenbarung reagieren wird. Sie streckt ihren Arm über den Tisch und tätschelt die besser erreichbare seiner Hände.
Er atmet auf. »Ich stehe hinter dem, was deine Mutter entscheidet.«
Meine Mutter lächelt ihm freundlich zu und zieht ihre Hand zurück, und ich frage mich, wie ein kurzes Tätscheln eine feste Umarmung übertrumpfen kann.
Ich lege nach: »Die Therapeutin sagt, dass ich eine Katze brauche. Für meine seelische Gesundheit.«
Papas Stirn legt sich in Falten. Ihn plagen Schuldgefühle, seit ich ihn in einem meiner Suizid-Erklärbär-Videos einen pseudofeministischen Waschlappen genannt habe, der meiner narzisstischen Mutter seine Eier hinterhertrage und damit nicht unwe-

sentlich zu meiner schlechten seelischen Gesundheit beigetragen habe. Apropos Heuchler, habe ich gesagt, mein Vater, gebt euch das: Der war mein ganzes Leben der größte Chauvi. Meine Mutter war immer allein für mich verantwortlich, von Anfang an, obwohl sie den Doktortitel hat. Er hat ab und zu mal ne Windel gewechselt und mich einen Abend in der Woche ins Bett gebracht und sich dabei wahnsinnig altruistisch gefühlt. Dann hat er vor zwei Jahren einen *ZEIT*-Artikel über Me-too gelesen und ist jetzt Feminist. Und du glaubst, damit ist alles wieder gut, Papi? Welt gerettet? Du bist wie diese Thermomix-Hipster, die, seit Greta ihnen ein schlechtes Gewissen macht, jeden Tag stolz mit ihrem holländischen Lastenrad in den Unverpacktladen radeln und ihren drei Kindern auf dem Weg die Augen zuhalten, wenn ihnen jemand mit Alditüte entgegenkommt. Das ist die schlimmste Sorte, weil sie tief im Innersten davon überzeugt sind, dass sie gute Menschen sind. Dass sie wirklich was ausrichten in der Welt der brennenden Kängurus. Dabei wäre das Einzige, was der Welt wirklich helfen würde, wenn sie die drei Kinder gar nicht erst bekommen hätten. Ein paar unverpackte Linsen machen keinen Unterschied, wenn der Erdball vor zweibeinigen CO_2-Bilanzen nur so überquillt. Was wir brauchen, ist eine Veränderung im großen Stil. Radikale Bevölkerungsreduktion. Ich plädiere für den Massensuizid. Dann erholt sich das Klima sofort. Wenn wir nicht mehr da sind. Ich opfere mich. Ich springe für die Menschheit. Mit einer Mette fängt es an.

»Wenn es die Therapeutin empfohlen hat, Marlene …«, sagt mein Vater.

»Die Hypothese muss noch überprüft werden.«

»Wie bitte?«, interveniere ich.

»Das haben wir gelernt, dass man nicht alles für bare Münze nehmen darf, was du uns so im Namen von Autoritätspersonen erzählst, meine Liebe.«

In der Zumbaklasse gab es, wie befürchtet, vor allem Ü-Fünfziger, die in zu engen Leggins und bunten Tüchern die übertrieben gut gelaunte Zumba-Lehrerin beim Twerken und Bellydancen imitierten. Die beiden einzigen Mädchen in Yağmurs und meinem Alter stellten sich in die erste Reihe, um allen zu demonstrieren, dass sie die Choreografien besser draufhatten als die Lehrerin. Sie trugen aufgepimpte Unterwäsche und machten jede Pause hundert Selfies für ihre Wannabe-Wellness-Influencer-Accounts. Zu meinem Schock war Yağmur schon nach drei Stunden so gut wie die Insta-Stars und ich hüpfte immer noch bei jedem Rhythmuswechsel in die falsche Richtung. Im Spiegel sah ich neben ihr aus wie ein weißer Blob. Ich postete masochistische Finsta-Selfies mit der Caption Die Schöne und das Zumbabiest oder Cutie & the Blowfish, worauf Yağmur jedesmal im Kommentar schrieb, wie cute AF ich sei und dass ich an meinem Selbstbewusstsein arbeiten solle.

Die Einzige, die noch schlechter tanzte als ich, war eine Millenial, die wir heimlich Flash nannten. Sie war total abgemagert. Bei Sprüngen löste sie sich kaum vom Boden. Sie bewegte sich so langsam wie das Faultier aus *Zoomania,* immer mindestens einen Schritt hinter der Choreografie. »Die Kursleiterin sollte ihr ein Ultimatum stellen«, sagte ich zu Yağmur. »Sie muss was Richtiges essen, bevor sie wieder in den Kurs darf.« Yağmur antwortete nicht. Erst wollte sie nicht damit rausrücken, aber dann gab sie zu, dass sie Flash um ihre Selbstkontrolle beneidete. »Ich könnte nie so viel abnehmen«, sagte sie, »ich esse ständig Schokolade, obwohl ich weiß, dass sie dick macht.« Ich musste an letzten Dezember denken, als meine Eltern mir statt Schokolade kleine Zettelchen mit Sinnsprüchen in den Adventskalender gepackt hatten.

»Dann findest du also auch, dass ich zu fett bin?«

Das Konzept des schokoladenfreien Adventskalenders hatte ich erst beim dritten Türchen erkannt, als ich einen besonders zielorientierten Glückskeksspruch herauszog: *Nehmen Sie in Acht von Übermaß.*

»In Acht von Übermaß?«, fragte ich.

»Vor Übermaß«, sagte meine Mutter, »das ist ein Druckfehler.«

»Wow«, sagte ich, »nicht nur füllst du meinen Adventskalender mit fehlgedruckten Papierschnipseln, du hast offensichtlich auch die Glückskekse aufgegessen, die dabei waren. Und dann hast du die Dreistigkeit, mir zu sagen, dass ich mich ›von Übermaß‹ in Acht nehmen soll.«

»Ich habe deine Kekse nicht gegessen«, sagte meine Mutter, »man kann die Sprüche online auch ohne Keks bestellen.«

□ **Anonymous** 07/10/19(Wed)01:20:03 No.349685898

>selbst schuld

>der hätte das Foto ja nicht machen müssen, der Hannes

>wer so einen Körper hat, sollte überhaupt nie Fotos von sich machen, sollte zu Kameras immer einen Sicherheitsabstand halten, um nicht aus Versehen die Selfies anderer zu photobomben, sollte außerdem wirklich NIE nackt sein [listentodaddy.mp3], nicht mal vor und nach dem Duschen, vielleicht noch nicht mal IN der Dusche, falls mal jemand aus Versehen ins Bad kommt, sollte immer Kleidung tragen, die nichts erkennen lässt von seinem weißen SCHWABBEL, seiner porigen Haut, aus der an unvorhergesehenen Stellen rotbraune Haare sprießen

>wenn der auch nur halb so viele Gehirnzellen hätte wie ich, wäre der gar nicht erst in eine solche Situation geraten, aber besonders helle war der schon damals nicht, im Matheunterricht, wo er mir aus der letzten Reihe triefende Spuckbälle in den Nacken schoss, schon damals ist der ein hohler Proll gewesen, nur dass man es jetzt besser sieht, auf dem Foto, das ich auf der Website des Schreinerbetriebs seines Vaters gepostet und mit dem PicturesAgainstAdipositas-Facebook und unserer Schulseite verlinkt habe

>hacking101.exe

>ein nackter, teigiger Körper mit überschüssiger Haut und einem kleinen, halbsteifen Glied, das über dem Kopf eines braunhaarigen Weibchens [juggernaut.jpg] baumelt, dessen Augen weit aufgerissen sind und sein pink bemalter Mund verzogen

>mitleid-Smiley

>es hat seinen rechten Arm angehoben, um sich vor dem Schwanz zu schützen, der ihr da ins Gesicht hängt wie ein luftleerer Dackel-Ballon

>caption: WHEN YOUR DICK'S TOO LIMP TO RAPE HER FACE
>über hundert Leute haben den Post schon gelikt und er ist erst seit eineinhalb Minuten online
>lulz.exe
>aber ein idiotischer Kommentar-Thread von minalinalikesyou und hellafun
>nobodycares.jpg
>hellafun: Mir tut der Typ leid irgendwie
>minalinalikesyou: Mir tut vor allem der Typ leid, der so was postet, wahrscheinlich wieder son armseliger Loser, der den ganzen Tag zu Mangas seinen Micropenis knetet
>ich sollte denen ein Bild von meinem metallharten Schwanz schicken, der kaum aufs Bild passt
>MACROPENIS.GIF
>aber ich halte mich an meine Regel, eben keine verdammten Bilder von mir zu machen, egal von welchem Körperteil, nie
>ich will ja nicht wie Hannes Schimmelpfennig enden, Loser tries to rape girls face, can't get it up
>selbst schuld, Hannes
>selbstschuld.png
>er hätte noch viel Schlimmeres verdient als ein geleaktes Foto
>für die Jahre Torture, durch die er mich geschickt hat
>selbst schuld, Hannes
>so ein Foto zu machen und es dann auch noch unverschlüsselt zu speichern, nicht mal drei Minuten hat der Hack gedauert, nicht mal drei verdammte Minuten
>ich stelle mir das Gesicht von Hannes vor, wie er meine E-Mail mit den Links öffnet und bei der Überschrift noch ganz begeistert ist, und dann beim Klicken plötzlich sein eigenes HÄSSLICHES GESICHT sieht, grinsend, und den eigenen schlaffen Penis, so viel hängende Haut

>ob er sich schämt, wenn er das sieht

>er sollte sich schämen, für sein ganzes behindertes Leben

>das wird vielleicht ein wegweisender Moment für den Vollidioten Hannes Schimmelpfennig, das wird ihm noch helfen, sich so zu sehen, wie er in Wirklichkeit ist: ein armseliges, schlaffes Würstchen

>selbsterkenntnis.exe

>wenn die Schule mal vorbei ist, erkennen das viele, dass sie einer Täuschung erlegen sind und sie leider überhaupt nicht cool sind, nicht lustig und nicht gutaussehend, und absolut nicht besser als die, denen sie das Leben zur Hölle gemacht haben, nee, sie erkennen, dass es von Anfang an andersrum gewesen ist

>sie waren die Loser und die Loser waren die Gewinner

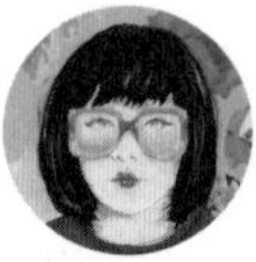

saycheese

Almette

Folgen

1892 Folge ich **10.1K** Follower **251.1K** Likes

Let the suicide doors up
I do suicides on the tour bus
I do suicides on the private jet
You know what that mean, I'm fly to death
Kanye West »Mercy«

hasst du wrkilich versucht dich umzubringen?

Mia muss die ganze erste Stunde lang darüber gebrütet haben, wie sie mich auf die SACHE ansprechen soll. Und das ist ihr Ergebnis. Armer Airhead.

Ihr Rechtschreibung und die Feinheiten zwischenmenschlicher Kommunikation beizubringen, ist mir zu anstrengend. Ich schicke einen Daumen hoch und ein Frowney Face zurück.

heisst das jetzt ja o nein?

Mia hat ein Herzsymbol und Kissy Face angehängt. Seit wann bin ich bei Mia auf Herz-Emoji-Level? Wahrscheinlich steht sie auf Selbstmordversuche. Oder sie will Informationen aus erster Hand für den Klassengossip.

Yup.

Ich höre Mia laut die Luft einziehen und ihr Handy an die Tischnachbarin weitergeben.

Mia ist ein echtes Godesberg-Girl. Ihre Familie residiert im Villenviertel, zwei Minuten von der Schule entfernt. Dass ich überhaupt in Bonn-Bad Godesberg, oder »Bad Go«, wie die einheimischen Kids sagen, zur Schule gehe, liegt am Fehlglauben meiner Eltern, dass teuer gleich Qualität bedeutet. Als ich in der ersten Klasse beim Zwei-Plus-Zwei überdurchschnittliche Leistungen brachte (vier! vier!), meldeten sie mich direkt bei der teuersten Privatschule an, die Nordrhein-Westfalen zu bieten hat. Bad Go ist eine Brutstätte chronisch hochbegabter Kinder, wenn man nach der Dichte seiner Privatschulen mit Begabtenförderung geht.

Letztes Jahr war ich mal bei Mia zu Hause. Wie es zu diesem Glitch gekommen ist, weiß ich nicht mehr. Ihre Mutter holte uns in einem Tesla von der Schule ab, um uns die fünfhundert Meter zu fahren. Man kann nie sicher sein, was auf dem Schulweg so alles an Gefahren lauert. Um die Mutterangst zu befeuern, erzählte ich mit weinerlicher Stimme von einem Mann, der mir im Schulbus Tropifrutti angeboten hatte. Mias Mutter schlug die Hände vor den Mund und hätte fast einen Unfall gebaut. Der Tesla war glücklicherweise intelligenter als sie. Dass ich gar nicht mit dem Schulbus fahre, sondern mit der Regionalbahn, verriet Mia ihr nicht. Wahrscheinlich hatte sie es vergessen. Sie ist mit den Captions für ihre drei Selfies am Tag intellektuell ausgelastet. Normalerweise mischen sich Insta-Püppchen, die mehr als 50 000 Follower haben, nicht mit dem ordinären Volk. Aber Mia hat schon ein paarmal überraschende Andockversuche gestartet. Vielleicht, weil sie mich um meine Freiheit beneidet. Mia ist ohne ihre Eltern lebensunfähig. Ihre Mutter wartet wahrscheinlich immer noch jeden Tag nach der letzten Stunde wie ein Blindenhund vor dem Schultor, um ihr den Weg nach Hause zu zeigen.

Mias Villa wirkte farbkorrigiert. Die Vorstellung ließ mich nicht los, dass gleich ein Werbefilmregisseur Cut rufen würde, um Mensch und Möbel für Detailaufnahmen mit Haarspray zum Glänzen zu bringen. Das Familienmotto war in Holzbuchstaben übers Sofa genagelt: HOME. Mias Mutter, professionelle Momfluencerin, postet am liebsten Sponcon zu HOME-Gardening, HOME-cookt Katzenfutter und den zehn Geheimnissen fürs erfolgreiche HOME-Office.

Das Mittagessen wurde abgelichtet, bevor wir es berühren durften. Dann das obligatorische Rudolf-Steiner-Tischgebet. Mias vierjähriger Bruder Luca war gerade in die »Pre-School« versetzt worden. Ein neu eröffnetes Reichen-Trainings-Camp für den Weg zur Hochbegabtenschule. Er lachte so heftig über die peinlichen Slapstickeinlagen seines Vaters, dass ihm die in familiärer Teamarbeit gekochte Balkonkräutersuppe aus der Nase tropfte. Während wir Hausaufgaben machten, kam Mias Mutter in Vier-Minuten-Abständen in ihr Zimmer, um uns Apfel- und Kohlrabisticks, frischen Ingwertee oder selbstgepressten Fruchtsaft zu servieren und uns zu fragen, ob wir Hilfe brauchten.

Almette, schreibt Mia jetzt, ich bin immer für dih da wenn du wen zum reden brauchst.

Drei Fehler bei dreizehn Wörtern. Das ist eine Fehlerquote von nur dreiundzwanzig Prozent. Ich schicke ihr zur Belohnung ein Einhorn-Emoji. Ich gehe fest davon aus, dass Einhörner Mias Lieblingstiere sind.

Als hätte sie mich »Lieblingstier« denken gehört, postet Curious Zelda in diesem Moment ein Close-up ihrer niedlichen Pfötchen, auf denen abgeblätterter Nagellack klebt. #morningpaws #wildnight. Dann poppt im Insta-Feed ein Foto von Sve auf. Ist die nicht im Unterricht? Normalerweise postet sie nur in der großen Pause. Braucht genug Zeit, ihre Outfits zu wechseln. Schon wieder die Haare neu gefärbt, links grau, rechts lila. Dazu unterm Auge die typische E-Girl-Träne, mit Eyeliner gezeichnet. Sehr originell. Aber Yağmur schwärmt davon, wie »authentisch sie selbst« Sve sei. Bei ihr verliert Yağmur alle Denkfähigkeit. Das hat schon angefangen, als sie mir zum ersten Mal Sves Account gezeigt hat. Dass unsere Wahrnehmung der Realität sich

Pixel für Pixel voneinander entfernte. Auf dem Foto post Sve mit eckig verdrehtem Körper vor einer Wand mit zerbrochenen Fenstern. Sie muss wieder in irgendeiner Industrieruine unterwegs sein. Aus ihrem übergroßen neongrünen Hoodie ragen ihre langen Modelbeine wie Antennen. Klobige Dad-Sneaker. Juul im Mundwinkel. Eine Rauchwolke schwebt um ihren schiefgelegten Kopf. Das hat bestimmt Stunden gedauert, bis die endlich die richtige Form hatte. Das Foto hat schon 5732 Likes, kein Wunder bei Sves 30 000 Insta-Followern. Bei TikTok hat sie noch mehr, da fing der Fame an. Mit inspirationsfreien 90er Jahre-Covern. Britney Spears' »Baby One More Time« mit sülziger Norah-Jones-Stimme, während ihr Blut aus Nase und Ohren läuft. Billie-Eilish-Klon.

Ich kriege eine DM. SweeterDieter74. Der Name schreit förmlich Sexualstraftäter. Und klick, da ist er auch schon, der aufgestellte Schwanz. Tat for tit? Wahnsinnig einfallsreich.

Ich speichere das Bild im Dickpic-Ordner meiner Fake-Taschenrechner-App. Man weiß nie, wozu das noch gut ist. Vielleicht entpuppt sich einer der Penisfotografierer irgendwann mal als Politiker. Faszinierend, dass Männer in wichtigen politischen Positionen sich immer wieder in Internet-Penisbild-Affären verwickeln, die so leicht zu vermeiden wären. Generell wäre es mir lieber, ich hätte noch nicht so viele erigierte Penisse gesehen, bevor ich zum ersten Mal Sex, geschweige denn meinen ersten Kuss hatte. Aber ich habe mich damit abgefunden, dass ungebetene Schwellkörperfotos zum Leben einer Frau dazu gehören wie Orangenhaut und der Tod.

»Almette?« Mein Geschichtslehrer steht vor meinem Pult und streckt die Hand aus. Smartphone hinein. Untersichtblick. »Entschuldigung«, hauche ich mit piepsiger Mädchenstimme, »ich kann mich heute irgendwie nicht richtig konzentrieren.« Mia kichert.

Herr Danner nickt mitfühlend. Die SACHE macht Erwachsene widerstandslos. Anstatt mir einen Vortrag über Handys im Unterricht zu halten, steckt er das iPhone einfach in seine Hosentasche, wo es sofort zu vibrieren beginnt. Vielleicht ist es SweeterDieter74, der nachlegt. Ich stelle mir vor, wie Herr Danner mein Telefon aus der Hosentasche nimmt und von einem aufrechten Glied auf dem Lockscreen begrüßt wird. Um mein Grinsen zu verbergen, drehe ich mich zu Mia um, die die Bewegung falsch versteht und mir einen verschwörerischen Blick zuwirft. Fuck my life.

Nach der letzten Stunde wartet Yağmur vor dem Chemielabor auf mich. Seit der SACHE erreicht sie fast Miamutter-Niveau an Überbehütung. Sie holt mich überall ab und schickt mir den ganzen Tag Hab-dich-lieb-Snaps. Yağmur ist eine Klasse unter mir, obwohl sie ein halbes Jahr älter ist. Ihre Eltern haben sich geweigert, sie mit mir eine Klasse überspringen zu lassen. Aus Angst vor »sozial-integrativen Konsequenzen«. Sie haben immer Angst, dass Yağmur zu sehr auffallen könnte im weißen Meer der Bad-Go-Privatschulen-Bevölkerung. Yağmur ist die Einzige in unserer Stufe, der Erwachsene beim ersten Hinsehen Migrationshintergrund unterstellen. Die Staatsschulen mit einer abwechslungsreicheren Farb- und Meinungspalette befinden sich alle auf der anderen Seite der Bahngleise, die Bad Godesberg in zwei ökonomisch-sozial inkompatible Teile schneiden wie damals die Berliner Mauer.
Ich habe Yağmur zu ihrem letzten Geburtstag ein T-Shirt mit dem Aufdruck »Quotentürk*in« und dem Schulwappen geschenkt. Sozusagen als Schuluniform. Mein Vater fand das keine gute Idee, konnte aber seinen Stolz darüber nicht verbergen, dass ich das Gendersternchen benutzt hatte. Obwohl er erst seit fünf Minuten Feminist ist, glaubt er, dass mein Feminismus ihm

zu verdanken sei. Dass diese Einstellung im Widerspruch zu seiner Causa steht, merkt er genauso wenig wie die Tatsache, dass ich nie die Links zu seinem feministischen Blog öffne, die er mir einmal pro Woche schickt. Sein Blog heißt liebe-almette.de und jeder Post ist explizit an mich gerichtet. Er hat überraschend viel Traffic. Die Hälfte davon Hardcore-Streichkäsefans, die verstört in den Blogeinträgen nach Rezepten suchen. Vor kurzem war er in den deutschen Blogcharts unter den zehn beliebtesten Lifestyle-Blogs. Mein Vater hat einen langen, wütenden Post darüber verfasst, dass man Feminismus in der Öffentlichkeit bedauerlicherweise als Lifestyle bezeichne. Dafür gab es so viele Likes, dass er im nächsten Monat auf Platz neun aufrückte. Ich habe ihm einen kleinen goldenen Pokal mit der Aufschrift »Neuntbester deutscher Lifestyle-Blogger« geschenkt, der mich fünfzig Euro gekostet hat, aber das Gesicht meines Vaters absolut wert war. Er war hin- und hergerissen zwischen Wut und väterlicher Begeisterung über das personalisierte Geschenk. Ich schenke ihm sonst nur Amazon-Gutscheine, die ich später selbst verwende, weil meine Eltern überzeugte Amazon-Gegner sind.

Als sich die Laborschwingtüren öffnen und ich im Strom meiner Klasse aus dem Chemielabor gespült werde, sehe ich Yağmur sofort. Sie salutiert und lächelt ihr breites Yağmurlächeln. Yağmur hat die schönsten Zähne der Welt, wild und unregelmäßig. Als Kind hat sie sich geweigert, eine Zahnspange zu tragen, obwohl ihre Eltern beide Kieferchirurgen sind. Schiefe Zähne an ihrer einzigen Tochter betrachten sie als eine in Kot getränkte Visitenkarte. Sie haben alles probiert: Handyverbot, Geigenverbot, sogar eine Zeit lang Beste-Freundinnen-Verbot. Was dann meine Eltern auf die Bildfläche rief, denen ich plötzlich zu viel zu Hause war. Das geht so nicht, haben meine Eltern gesagt, Sie können doch einem Kind nicht die sozialen Kontakte abschneiden. Meine Mutter hat Yağmurs Eltern jeden Tag einen sozial-

wissenschaftlichen Artikel zur Bedeutung der freundschaftlichen Bindungen bei Elfjährigen geschickt, bis ich sie wieder sehen durfte.
Yağmur bleckt ihre wilden Weißen und streckt die Zunge raus. Als wir uns umarmen, kralle ich mich einen Moment zu lange an ihr fest.
»Zu dir oder zu mir?« Ihre Frage ist rhetorisch. Seit mein Vater tagsüber zu Hause ist, treffen wir uns nur noch bei Yağmur. Ihre Eltern sind Chefärzte in rivalisierenden Privatkliniken und nur in Ausnahmefällen anwesend.
»Wo ist Sve?«, frage ich, als ob sie mir fehlen würde.
»Die war heute nicht in der Schule.«
Ich versuche, nicht zu dümmlich zu grinsen.
»Wir haben eine Neue in der Klasse«, hat Yağmur vor einem halben Jahr gesagt. Erster Schultag nach den Weihnachtsferien. Ihre Stimme hörte sich ganz normal an. Sie erzählte es so, wie sie Dinge erzählt, die interessant, aber im Großen und Ganzen irrelevant sind.
»Svetlana«, sagte sie, »sie ist aus der Ukraine hergezogen.«
Ich hielt ihr mein Handy hin, um ihr ein Fail-Video zu zeigen. Yağmur schaute nicht hin. »Sie hat blaue Haare«, sagte sie.
Ich erinnerte mich an das Mädchen, das ich in der großen Pause gesehen hatte. Das Mädchen mit den blauen Haaren, dem Nasenring und der Retromusikkassette um den Hals. An einer breiten Goldkette. Sie war mir schon von weitem aufgefallen, weil sie aussah, als hätte sie ihre eigene Superheldinnenserie auf Netflix. Eine Powerelfe mit wilden Haaren und einer Katniss-Everdeen-Figur. Yağmur und ich träumen seit Jahren davon, uns die Haare in einer krassen Neonfarbe zu färben. Einmal habe ich ihr die Spitzen in einer mehrstündigen Aktion zuerst gebleicht und dann pink gefärbt, nur um sie am Ende abzuschneiden. So wirkt es desperate, hat Yağmur gesagt, weil es nur die Spitzen

sind. Wenn, müssten wir gleich alle Haare machen. Ganz oder gar nicht.
»Ich bin froh, dass es endlich noch eine Ausländerin in der Stufe gibt«, sagte Yağmur.
»Du bist in Deutschland geboren.«
»Du weißt, was ich meine.«
»Ich freu mich für dich.« Ich strich ihr eine Haarsträhne aus dem Gesicht. »Meine liebste Quotentürkin. Ich freu mich, dass du eine Quotenukrainerin gefunden hast.«
Yağmur lachte, aber ihr Blick war seltsam.
»Sagt man das nicht so, Ukra-inerin?«
»Glaub schon.«
Im Fail-Video überschlug sich ein Snowboarder dreimal, bevor er mit dem Kopf im Schnee stecken blieb, ein Bein in die Höhe gestreckt, das andere noch am Board, seltsam verdreht. Fuck, fuck, fuck, hörte man ihn in den Schnee rufen.
»Sie ist ein Jahr älter«, sagte Yağmur, »sie muss eine Klasse wiederholen, weil sie mitten im Schuljahr gewechselt hat. Dabei müsste sie eher zwei überspringen. Sie redet wie Wikipedia. Ist bestimmt die schlauste Person an der ganzen Schule.«
»I'm sorry, what?«
»Sorry, du nicht eingeschlossen.«
Ich hielt ihr das Handy unter die Nase. Ein Dobermannwelpe rannte mit voller Geschwindigkeit in eine Glastür.
»Ihr Vater musste fliehen, weil er so ne Art Doppelagent ist. Er hat bei der Krim-Geschichte mit der Ukraine und Russland kooperiert und niemand weiß genau, für wen er wirklich arbeitet.«
»Klingt erfunden«, sagte ich.
»Du klingst erfunden.«
»Wow, was für ein Comeback, Yağmi!«
Endlich beugte sie sich über mein Handy und sah sich das Video an. Ich startete es noch mal von vorne.

☐ **Anonymous** 08/18/19(Sun)14:20:03 No.190611201

>das Muttertier trägt ein formloses LEINENDING mit einem zu großen Ausschnitt wie eine schlechte Nutte, die weiß, dass sie Titten zeigen muss, aber den Rest nicht verstanden hat
>ihre scheiß Ökokleider, ich spüre schon den Magensaft im Hals, wenn ich sie nur von weitem darin in der Küche stehen sehe
>wie eine ANTINUTTE siehst du aus, sage ich, eine, die man anheuert, um Männer abzuschrecken
>eine, mit der man Sexsüchtige therapiert
>hier unser hässlichstes Exemplar in einem Sack mit Blumenmotiv
>sie lacht und sagt: Du kannst so gut mit Worten
>und streichelt mir über den Kopf
>code_red.exe
>die Art, wie alles, was ich sage, an ihr abprallt
>man kriegt das Teflon-Yoga-Grinsen nicht von ihrem Gesicht [faceoff.jpg]
>ihr Stecher ist noch schlimmer, hinter seinem Grinsegesicht verbirgt sich nur luftleerer Raum, ein Sexroboter mit sehr begrenzten Funktionen
>wenn es was gibt im Leben, das ich nicht werden will, sind es diese beiden
>fakergehtsnicht.gif
>die würden sich gegenseitig jeden Tag zum Frühstück mit Sojamilch begießen, wenn irgendeine MOMFLUENCERIN postet, dass das gut für die Zehennägel ist
>sie stünden in der Küche im Kreis, Vater, Mutter und Roboterkinder, jeder mit erhobenem Milchkrug über dem Kopf des andern und dann würden sie sich gegenseitig übergießen und das

mit Instagram-Live mitschneiden, eine Milchfratze neben der nächsten
>das würde Kohle bringen
>eltern, die ihre Kinder mit Widerlichem quälen, kann man, was den Ad-Level angeht, bei YouTube nicht mal mit Enthauptungsvideos toppen
>paedophiles-rule-the-world.com
>schön, dass du dich mal wieder hier unten blicken lässt, sagt das Muttertier
>ich mach mir schon Sorgen, dass du den Bezug zur Realität verlierst, da oben in deinem Prinzenturm, kleiner Lord
>wo sind die verdammten Pizzataschen
>im Kühlschrank gähnende Leere, nur Gläser voll selbstgemachtem Magerjogurt und die Essensreste von gestern: Grünkernbratlinge
>wieder Magensaft im Hals und Brennen
>ich reiße den Eisschrank auf und ziehe Beutel mit gefrorenem Gemüse heraus
>das Muttertier und ihr Sexroboter verbringen ganze Wochen damit, jede saisonale Gemüsesorte einzeln in mundgerechte Stücke zu schneiden und einzufrieren
>der Keller sieht aus, als würden sie sich auf den Boogaloo vorbereiten, dabei schauen sie nicht mal meine Videos
>einmachgläser und Kühltruhen bis unters Dach
>ich hab dir doch geschrieben, dass Aldi italienische Wochen hat, sage ich
>meine Stimme hallt durch die Küche
>ich schleudere Gemüsebeutel auf den Boden
>hulk.exe
>ich habs noch nicht geschafft, sagt der Femoid und legt den Kopf schief, obwohl er weiß, dass ich das hasse, diese Kleinmädchengeste, die eindeutig manipulativ ist

>als ob sie für nichts verantwortlich wäre, was sie tut

>ich knalle den Rest der Gemüsetüten auf den Küchenboden, bis die Eistruhe leer ist

>das Muttertier bückt sich und greift nach den Tüten

>beruhigst du dich bitte, Joshua, sagt sie

>diese Pizzataschen sind sowieso nicht gut für dich, die verkleben dir den Magen, du weißt, was Doktor Hünninger über glutenhaltiges Gebäck gesagt hat

>Doktor [ANFÜHRUNGSZEICHEN!] Hünninger ist ein Freund der Familie, anders kommt er nicht an Patienten, seine Kranio-Sakral-Praxis hat nur zwei Tage die Woche geöffnet

>ich schlage dem Muttertier eine Spargeltüte aus der Hand

>dabei berühren sich unsere Finger

>die Tüte klatscht laut auf dem Boden auf

>aber der Spargel bleibt ungebrochen

>meine Mutter greift nach meinen Fingern und hält sie fest

>greift weiter vor und umfasst mein Handgelenk mit einem Polizeigriff

>ihr Gesicht ganz dicht vor meinem

>erinnerst du dich, sagen ihre Augen

>erinnerst du dich, was passiert, wenn niemand hinschaut

>ich entreiße meine Hand ihrem Griff

>schlage ihr gefrorenen Fenchel ins Gesicht

>und gehe

>im Zimmer scrolle ich durch LiveLeak, meine scheiß Hände zittern, ich finde keinen einzigen guten Post

>es kotzt mich an, dass da nie was Neues dabei ist, das sich von dem unterscheidet, was gestern hochgeladen wurde

>wenn ich mich an das PRICKELN auf meinen Ohrläppchen erinnere, als ich das erste Mal ein Suizidvideo gesehen habe, wie ich das Aushauchen des Lebens gespürt habe, das Adrenalin des Todeskampfs, werde ich nostalgisch

>frueherwarallesbesser.de

>meine Zimmerwand ist interessanter als die öde Scheiße auf LiveLeak

>ich klicke und dann sehe ich was, was mich aus der Langeweile reißt, was mich richtig rauskatapultiert, ich reloade das Video, endlich was gegen die Anhedonie, und da ist es wieder, das Prickeln auf meinen Ohrläppchen, das Zittern in meinem Herzen

>graues Überwachungsvideo, ganz schlechte Qualität, bestimmt aus irgendeinem Dritte-Welt-Land, wo zwar die Notwendigkeit der Kontrolle, aber noch nicht der erforderliche technologische Fortschritt angekommen ist

>ein leerer Gang, Hotel oder Bürokomplex, mit einem Aufzug am Ende

>dann bewegt sich was rechts unten, es schiebt sich was ins Bild, auf den Aufzug zu

>die Videoqualität macht es unmöglich, ein Gesicht zu definieren, man erkennt, wo sich das Gesicht befindet, aber nicht das Geschlecht oder die ästhetische Brauchbarkeit, aber diese Person kann nicht schön sein, weil es sich um einen Krüppel handelt oder eine Krüppelin in einem Rollstuhl, den sie oder er oder ES mit den Händen steuert und dabei nur sehr langsam vorwärtskommt

>der Rollstuhl bewegt sich Richtung Aufzug, und nichts daran ist besonders, man fragt sich, warum jemand sich die Mühe gemacht hat, dieses Video hochzuladen und trotzdem ist es irgendwie magisch, es hat diese Atmosphäre, dass da gleich was Wichtiges passieren wird

>und dann passiert es, es passiert langsam, aber doch auch schnell, der Rollstuhl hält vor dem Aufzug und man sieht, wie der Krüppel die Arme ausstreckt, beide Arme, und in die schmale Ritze zwischen den Türen greift, die geschlossen sind, weil der Aufzug woanders ist

>er beginnt die Türen auseinanderzuschieben

>und man fragt sich, wie es das macht, dieses schwächliche Menschlein in seinem Rollstuhl, wo es die Kraft hernimmt, aber vielleicht ist auch gar keine Kraft notwendig, vielleicht sind diese Türen sehr leicht auseinanderzuschieben und es hat vorher einfach nie jemand probiert

>der Krüppel schiebt die Türen auf, bis zum Anschlag, so dass der leere Aufzugschacht vor ihm aufklafft, in dem ein dickes Drahtseil baumelt

>sonst ist in der Verpixelung nicht viel zu erkennen, und dann geht es ganz schnell, dann rollt der Mensch im Stuhl geradeaus über die Schwelle und fällt aus dem Blickfeld in den Schacht, in dessen graue Tiefe, und ist sofort verschwunden

>ich sehe es mir wieder und wieder an, sehe den Rollstuhlmenschen in provozierender Langsamkeit über den Gang rollen, jedes Mal kommt er mir noch langsamer vor und ich möchte ihn von hinten bei den Griffen packen und in Schwung bringen, bis er endlich an der Tür ist, und dann ist er da und greift nach vorne, und dann klafft der Schacht vor ihm, und dann ist er verschwunden

>das Eigentliche fehlt, man möchte den Aufprall hören, man möchte sehen, was passiert, wenn Stahl auf harten Boden trifft und dann ein Menschenkörper daran zerschellt

>eigentlich fehlt alles, was so ein Video interessant macht, genau das, was sonst immer auf LiveLeak zu sehen ist, wofür man die Seite überhaupt aufruft, aber das ist es, was dieses Video so krass macht, dieses Fehlen, diese Lücke, dieser schwarze Schacht, der da unten auf uns wartet

>es prickelt in mir, es prickelt so stark, ich kann das nicht für mich behalten, also teile ich es auf meinem Channel [#suifuel], das mache ich sonst nie, unbearbeiteten Content von irgendeinem Nobody teilen, ohne Gegenleistung

>die Views kommen schnell und viele, aber die Likes nicht, und

dann erscheint der erste Kommentar: booooooring, nicht mehr, einfach nur dieses Wort, und dann wird dieser Kommentar gelikt und es gibt Downvotes fürs Video und nur wenige Upvotes

>die nächsten Kommentare sind nicht besser, fail fail fail fail fail, ein so beschissenes Video auf einem Account zu teilen, an den man so hohe Erwartungen hat, was ist mit dir passiert, hast du Liebeskummer

>und ich möchte antworten, ihr habt ja keine Ahnung, ihr dummen Fotzen, ihr versteht gar nichts, aber ich schreibe nichts, ich schaue nur auf den Monitor und die Votes und die Kommentare und dann brechen Tränen aus mir heraus und ich weiß nicht warum, ich weiß einfach nicht warum, aber ich heule und dann schalte ich den Monitor ab

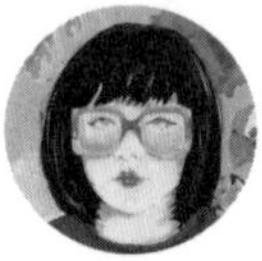

saycheese

Almette

Folgen

2271 Folge ich **10.2K** Follower **251.9K** Likes

So fuck you and everything you said
it was all lies, messin with my head
Watch the ceiling fan make shadows on the wall
my life is like a cancelled series, plotlines all have stalled
K.Flay »Messin with my Head«

K.Flay, Messin with my head, volle Lautstärke. Und Yağmur will nicht ins Bild. Findet meinen Musikgeschmack cringe. »Damn, Yağmi, nur eiiiiin TikTok.« »Kartöffelchen«, sagt sie, »weißer Hip-Hop ist kein Hip-Hop.« »Und was ist mit Post Malone?« »Eben.«

»Fuck you and everything you said«, lip-synce ich. Yağmur lacht. So breit, dass ich ihre Backenzähne zählen kann. Ich halte die Kamera drauf, sie dreht sich weg. Manchmal denke ich, dass sie ihre Zahnspangenfreiheit mittlerweile bereut, obwohl sie sich die so heroisch erkämpft hat. Jetzt hätten sie sich damit abgefunden, hat sie irgendwann gesagt, als die elterlichen Bestechungsversuche aufhörten, und dabei geklungen, als ginge es um den Verlust eines Familienangehörigen.

TikTok ist ein organisches Add-on meines natürlichen Existenzmodus, evolutionär gesprochen. Ich habe sowieso meistens einen Soundtrack im Kopf, als ob ich mich von Szene zu Szene des längsten Films der Welt bewege. Jeder Moment verdient seinen eigenen Song. Besonders die epischen Momente natürlich, aber auch langweilige Übergänge wie U-Bahn-Fahrten, Therapiesit-

zungen oder Elterngespräche, die man über einen guten Beat zu einer Montagesequenz zusammenschneiden würde.
Durch die Stadt laufe ich grundsätzlich nur mit Noise-Cancelling-Headphones. Wenn ich die Umwelt zu radikal an mich ranlasse, bekomme ich Existenzängste. Einmal habe ich nachts bei einem Insomnie-Spaziergang einen Typen am Boden knien und in sein Handy heulen sehen. Als ich die Kopfhörer abnahm, schluchzte er gerade: Aber wenn ich nicht deine Affäre bin, wer bin ich denn dann?
Die hat mich irgendwie getroffen, diese Frage.
Yağmurs Designerwohnung liegt in Köln-Ehrenfeld, ehemaliges Fabrikgelände. Zweimal für *Schöner Wohnen* fotografiert. Ein Freund ihrer Eltern, »Star-Architekt« ohne Anführungszeichen, hat die abgerockte Industrieleiche zu einem glänzenden Glas- und Holzkubus aufgepimpt. Millionenkosten, aber mehr Millionen wert. Deine Eltern sind reicher als meine Eltern, aber wir ham uns trotzdem lieb.
Es gibt einen Lageplan für jedes Möbel und Dekostück. Hängt im Arbeitszimmer. Maximale Schönheit braucht maximale Beschränkung. Yağmur und ich erschüttern die Ordnung so heimlich wie möglich. Wir sind die Ninjas der Architekturmachtstrukturfraktur. Vertauschen Glaseulen. Hängen hässliche Kunst, Entschuldigung »Investitionen«, fünf Millimeter nach rechts. Verrücken jeden Tag ungemütliche Möbelstücke um ein, zwei Zentimeter. Wetten, wie schnell Yağmurs Eltern es merken. Und hoffen, dass dann die Putzfrau keinen Ärger kriegt.
Yağmurs Zimmer ist der einzige gemütliche Raum im Haus. Der Architekt stand kurz vorm Schlaganfall, als wir die Wände schwarz gestrichen haben. Das war außerhalb jeglicher Vereinbarung, junge Dame. Das passt überhaupt nicht ins Farbkonzept. Dabei könnte es passender nicht sein. Yağmis Zimmer sieht durch die Glasfront aus wie ein Schwarzes Loch, in das ir-

gendwann der Rest des Hauses eingesogen wird. Die äußere Grenze des Schwarzen Lochs heißt Ereignishorizont. Weil sich nur in Yağmurs Zimmer was ereignet. Oder warte, war das nicht umgekehrt? Vor der Klausur sollte ich das googeln.
Yağmur und ich sind beste Freundinnen, weil wir dieselben Ambitionen haben. Wir haben schon im Kindergarten gewusst, was wir wollen. Nach dem Abi studieren wir Wirtschaft und Finanzwesen. Und dann: Weltherrschaft. Wir sind nicht machtgeil. Aber irgendwer muss die Verantwortung ja übernehmen. Wenn wir das Schicksal der Menschheit in den Händen von geriatrischen, testosterongesteuerten, geldgierigen CEOs lassen, haben wir bis zur Rente keinen Planeten mehr. Haha, Rente.
Auf den Kapitalismuszug aufspringen, ist Teil der Sabotagestrategie. Wir sind so lange Teil der Maschine, bis wir das System von innen ausgenagt haben. Hohlheit für Hohlheit. Und es in sich zusammenbricht. Wie dieses Sinkhole in Florida, in dem ein ganzer Straßenzug verschwunden ist.
Heißt: Wir sind Klassenbeste und werden es auch bleiben. Heißt: Wir sind die Queens der Selbstmotivation. Wenn wir zusammen Hausaufgaben machen, messen wir den Schwierigkeitsgrad der Aufgabe (fucking hard, machbar, easy und Babylevel), dann die Zeit und Fehlerquote und küren am Ende der Woche eine »Hausaufgabengewinnerin of the Week«.
Einmal in der Stunde gibt es zehn Minuten Playtime für TikTok und Co. Nicht zu vergessen, unser Lieblingshobby: mein Fake-Tagebuch. Die Kladde mit dem vorschulischen Tiermotiv und einem lächerlich ineffektiven Vorhängeschloss ist ein Dummy. Wir sind schon vor Jahren darauf umgestiegen, sensible Inhalte nur noch passwortgeschützt auf unseren Handys zu speichern. Die Wahrscheinlichkeit, dass meine technologisch zurückgebliebene Mutter einen Taschenrechner-Safe knackt, ist kleiner als ein Lottogewinn. Und nur Rechenschwache spielen Lotto.

Als ich elf war, fand meine Mutter mein intelligenzfrei analoges Tagebuch. Sah, las und siegte. Psychologische Kriegsführung. Kindsmanipulation. Hat das Ding kopiert und alle wichtigen Stellen mit dem Marker angestrichen wie im Medizinstudium. Streberin. Alle abrufbaren Informationen wurden verwendet, um mich zu dem Tochtermodell zu züchten, das sie ursprünglich geplant hatte. Schablone Mini-Mutter. Normal, süß, erfolgreich und immer genau auf dem Stand der aktuellen Entwicklungsphase. Pubertätsbeginn, erste Verliebtheit. Meine Achillesferse: ein heimlicher Crush für den Klassenschönling Jonathan. DNA-Match Ken-Doll. Das war natürlich ein feuchter Muttertraum.
Als ich die Invasion der Privatsphäre entdeckte, kam der Counterstrike. Ich ließ mir nichts anmerken. Und wünschte mir zu jedem Geburtstag brav ein neues Tagebuch, um darin eine alternative Storyline meines Lebens zu entwickeln. Genau auf meine Eltern abgestimmt. *I looooove you, Toni!! <3*, steht in Rechtmacher-Schrift auf Seite eins des aktuellen Tagebuchs mit Lamamotiv. Yağmur hat es mit anatomisch korrekten Herzen verziert. Würde Yağmur nicht mit mir Wirtschaft und Finanzwesen studieren, hätte sie das Zeug zu einer großen Künstlerin.
Es war ihre Idee, dass sich Alternativ-Mette letztes Jahr in »Toni the Dawg«, aka Antonius von Fliedern, verliebt hat. Der Good-girl-Bad-rich-boy-Love-interest bereitet Eltern am verlässlichsten schlaflose Nächte. Toni ist in meiner Klasse, aber drei Jahre älter als ich, weil er zweimal sitzengeblieben ist und ich eine Klasse übersprungen habe. Seine Familie finanziert unsere Privatschule praktisch eigenhändig. Es kostet einiges an »Überredungskunst«, fünf unterbegabte Von-Fliedern-Kinder durch die nicht bestandenen Aufnahmeprüfungen und rot geflaggten psychologischen Evaluationen bis ins Klassenzimmer durchzuboxen. Tonis Aufnahmegespräch ist im Schul-Gossip legendär.

Ich sage nur »Are we done? Ich muss pissen!«. Alternativ-Mette kann von so viel Fratboy-Charme gar nicht genug kriegen. In ihrem Tagebuch führt sie eine Strichliste darüber, wie oft Toni mit ihr spricht. Seit Beginn unserer erfundenen Love Story war das zwölfmal. Einmal hat er »Nice ass« gesagt und elfmal gefragt, ob er bei der Klassenarbeit hinter mir sitzen darf. Ich habe nur achtmal ja gesagt, um meinen Eltern falsche Hoffnungen zu machen, dass ich es mir mit der Obsession anders überlegt habe. Die Sorgenfalten meiner Mutter nach dem Tagebuchlesen versüßen mir den Tag mehr als Schokolade. Und sie sind immer tiefer, wenn sie sich eine Zeitlang in Sicherheit gewiegt hat.
Dass ich mich als elfjähriger Naivling von ihr habe verarschen lassen. Damn. Das kratzt an meinem Ego. Dabei war das so durchschaubar. Erlogene, wie Candy ausgestreute Sätze. »Ich habe heute den Jonathan und seine Mutter im Dorfladen getroffen.« Und ich: vollkommen unreflektiert, genau wie von Mutter inten-fucking-diert. Das Gesicht tomatenrot, Blick zu Boden, Hals zugeschnürt. Rutsche auf meinem Stuhl hin und her. Papas verklärten Blick vom Typ »Unser Baby wird erwachsen« deute ich falsch als Ausdruck seiner Liebe für die Biowirtschaft.
Natürlich begann ich dann doch irgendwann Lunte zu riechen. Das Tanzen. Da ist sie zu weit gegangen. Sie habe gehört, Jonathan sei jetzt in der Tanzschule angemeldet. Da fiel der Groschen.
Die Versuche meiner Mutter, mich zum Tanzen zu bewegen, haben angefangen, als ich den allerersten Schritt gemacht habe. Hmm, Mette, wirklich? Das geht auch eleganter. Hier ist dein Tutu. Sie selbst hat immer davon geträumt, Tänzerin zu werden, sich dann aber für »etwas Handfestes« entschieden. Dafür ihren Traum, wie man das eben so macht, auf das nächstbeste Ding übertragen: ihr Genmaterial. Dass man mich wegen Vollverweigerung aus dem Baby-Ballettunterricht warf, schien sie nicht

zu demotivieren. Ich flog aus dem Toddler-Jazz, dem Modern Dance für Kidz, dem Hip-Hop-, Tango- und am Ende sogar aus dem Eurythmie-Unterricht, weil ich »Fuck Dancing« getanzt hatte.
Sie habe gehört, der Jonathan tanze jetzt. Ein paar Sekunden lang dachte ich ernsthaft über die Idee nach, Jonathan in den Tanz zu folgen. Dann wurde mir die volle Absurdität dieses Gedankens bewusst. Und plötzlich begriff ich es. Dass hier eine Agentin am Werk war. Und woher sie ihr Intel hatte. Ich ließ mir nichts anmerken, bestellte online eine Nannycam und sah zwei Tage später meiner Mutter dabei zu, wie sie ohne jeglichen ethischen Zwiespalt mit glänzenden Augen mein Tagebuch aus seinem Versteck pulte.

»Hast du ne Idee für Tagebuch-Mette, Boo? Ist es Zeit für ein Deflowering?«
Yağmur brütet über den Hausaufgaben, obwohl der Pausentimer längst geklingelt hat. Ich bounce auf ihrem Bett um Aufmerksamkeit.
Yağmur legt das Physikbuch zur Seite, dreht den Schreibtischstuhl zu mir und lehnt sich vor, so dass sie mir direkt ins Gesicht schauen kann. »Almette …«
O neiiiiin, sie will schon wieder über die SACHE reden.
Ich lasse die Schultern hängen und senke die Augenlider. Normalerweise reicht das, um sie zu beschwichtigen. Sie legt dann ihren Arm um mich, drückt mir einen Kuss auf die Wange. Zeigt mir die lustigsten Memes in ihrem Feed, um mich aufzumuntern. Heute kriege ich weder Memes noch Küsse. »Almette«, sagt sie, »Sve hat mir das Video gezeigt, das du gelöscht hast.«
Yağmur hat diese Theorie, dass sie mich vor mir selbst hätte retten können, wenn sie bloß während der Chorprobe zur richtigen Zeit auf ihr Handy geschaut hätte. Weil ich aus dem Zug auf dem

Weg zur Suicide-Location Hansaring ein paar Rant-Videos bei TikTok gepostet habe, auf die keiner reagiert hat. Sie hätte natürlich reagiert, behauptet sie, wäre sie nicht mitten im zweiten Akt des vom Musiklehrer selbstkomponierten Klimamusicals *We will recycle you* gewesen und ihr Handy auf stumm. Sie hätte die Polizei gerufen, sie hätte einen der Sportwagen vor der Schule geknackt und wäre damit führerscheinlos die 30 Kilometer von Bad Go nach Köln gerast, sie wäre zwischen mich und die Gleise gesprungen. Hätte sie nur meine Videos gesehen, bevor ich aus der Bahn stieg.
Ich weiß aber, dass sie dann erst recht nicht gekommen wäre. Dann hätte sie nämlich auch DAS Video gesehen. Das Video, in dem ich ihr die Schuld gebe. Und jetzt hat Sve, Quelle allen Übels, dieses Video irgendwie irgendwo aufgetrieben.
Ich habe es sofort wieder gelöscht, eine Minute, nachdem ich es gepostet hatte. Fast niemand hat das gesehen, vielleicht ein oder zwei Leute. Wie ist das statistisch möglich, dass eine dieser zwei Leute Sve war? Aber natürlich war es Sve. Sve hat alle Videos gesehen und breit gegrinst und mich einfach springen lassen. Guten Flug, hat sie gedacht. Sayonara. Oder wie auch immer man das auf Ukrainisch sagt. Nastrowje.
»Sve hat sich gefreut, dass ich gesprungen bin«, sage ich, »sie hat sich die Videos reingezogen und das gefeiert.«
»Bist du bescheuert? Natürlich nicht, Mette. Sie hat die Videos auch erst viel später gesehen. Sie will alles dafür tun, dass es dir besser geht.«
Yeah, right. Manchmal kann ich Yağmurs Stimme nicht ertragen, da wird sie so hoch und seltsam weich. Da triefen ihr die Sätze aus dem Mund wie Honig, da hört sie sich so #sektenopfer gehirngewaschen an.
Ich halte ihr mein iPhone vor die Nase. Die harte Realität von Sweeter Dieters bestem Stück. Gegen klebrigen Honig hilft nur

eine eiskalte Dusche. Aber sie schaut nicht hin. Greift nach dem Handy und nimmt es mir aus der Hand, ohne den Blick von mir abzuwenden. »Mette«, sagt sie, »ich versteh nicht, was ich falsch gemacht habe.«

»Gar nichts«, sage ich und versuche, mein Handy aus ihren Fingern zu winden. »Du warst nicht gemeint.« »Dann hast du also noch ne andere beste Freundin?«

Glaubt niemandem, habe ich im Video gesagt, eure Freunde sind fake. Verlasst euch nicht auf ihre Worte. Achtet auf das, was sie tun. Dann in piepsiger Stimme, mit langgezogenen Vokalen: »Du bist meine beste Freundin, Mette.« Heißt: »Wenn jemand kommt, der nur zwei Grad flyer ist als du, hab ich keine Zeit mehr. Sorry!« Das Abgefuckte ist, habe ich gesagt, dass den meisten Leuten Oberflächlichkeiten wichtiger sind als eine echte Connection. Du hast Designerklamotten aus Paris? Du bist meine neue beste Freundin. Du hast hunderttausend Follower? Du bist meine neue beste Freundin. Du hoppelst jedem Trend nach? Du bist meine neue beste Freundin. Du stylst dich genauso lame wie alle E-Girls, aber alle denken, du bist total individuell? Du bist meine neue beste Freundin.

Yağmur hat Tränen in den Augen. Wenn sie Sve wirklich so wichtig wäre, hätte die ihr das Video nicht gezeigt. Die wusste, wie sehr es sie verletzen würde.

»Ich hab das nicht so gemeint, Yağmi«, sage ich und greife nach ihren Händen. Aber die klammern an meinem iPhone. »Das war dumm, deshalb hab ich es auch direkt wieder gelöscht. Das war ein Brainfart. Total bescheuert.«

Yağmurs Wangen sind eine Wasserrutsche. Sie macht keinen Pieps. Sie ist wie eine Brunnenfigur, aus deren Augen das Wasser ins Brunnenbecken läuft, in dem im Sommer die Kinder spielen. Mit so einer Plakette: Kein Trinkwasser.

»Yağmi«, sage ich, »sei mir nicht böse. Ich weiß nicht, warum ich

das gemacht habe. Ich stand total neben mir. Das war Temporary Insanity. Ich hab's doch jetzt schriftlich, dass ich verrückt bin.«
Ich umarme sie und ziehe sie vom Schreibtischstuhl zu mir rüber aufs Bett, streichele ihren Rücken. Sie bleibt starr.
»Yağmi«, sage ich.
Ich drücke sie an mich. Irgendwann wird ihr Körper weicher, ihre Finger lösen sich aus der Faust. Sie hat aufgehört zu weinen. Ich ziehe mein Handy zwischen ihren Fingern raus und zeige ihr Dieters Schwanz.
»Ih, Mette, wo hast du das denn her?« Sie haut mir das Handy aus der Hand, als wäre es infiziert. Es ploppt auf den schwarzen Teppich.
»Irgend so ein Typ bei TikTok.«
»Warum folgen dir Perverse?«
»Neidisch auf meine Suizid-Follower?«
Yağmur lacht. »Nee, klar.«
Ich hebe das Handy vom Boden auf, zum Glück keine Kratzer. Sie schaut mir zu, wie ich eine Antwort tippe. Dieter, Dieter, schreibe ich, du kleiner Perversling! Du willst Titpics von Minderjährigen? Das wird teuer.
Kaum abgeschickt, schon die Antwort: Wie viel?
»Mette!«, schreit Yağmur, »bist du verrückt? Warum antwortest du dem? Blockier den.«
»Das soll ihn wenigstens was kosten, diese Widerlichkeit. Ich brauch drei Therapiestunden mehr, um das Bild von seinem hässlichen Schwanz wieder aus dem Kopf zu kriegen.«
»Und aus meinem, allerliebsten Dank.«
»Eben. Wir fordern Schadensersatz. Wie viel wäre das vor Gericht? Tausend? Zweitausend?«
»Melde den Chat und blockiere ihn.«
»Und dann? Passiert doch eh nichts. Der soll Konsequenzen spüren.«

Eintausend Euro, tippe ich, in Amazon-Gutscheinen. Besorg mir die Nummern, dann besorg ichs dir vielleicht auf ne andere Art, if you know what I mean ...
»Mette!« Yağmur versucht, mir das Handy aus der Hand zu reißen, bevor ich auf Senden drücken kann, »das löschst du!!«
Sie stürzt sich auf mich, wir ringen miteinander, bis ich die Oberhand gewinne und sie auf die Matratze drücke. Unsere Gesichter sind so dicht beieinander, dass ihr Atem mein Gesicht wärmt. Wir starren uns in die Augen, bis Yağmur sich wegdreht und mich abschüttelt. Ich lasse das iPhone auf den Boden fallen.
»Bist du noch böse?«
»Ja.«
»Es tut mir leid.«
»Zum Glück haben deine Eltern dich zur Psychoanalyse verdammt.«
»Psychotherapie, my Love. Das ist was vollkommen anderes.«
»Hauptsache, es wirkt.«

Umweg nach Hause. Keine Lust anzukommen. Ich biege ab und zu in die falsche Richtung ab, gehe durch Seitenstraßen, in denen ich noch nie war. Köln ist wie ein Knäuel feuchter, fleckiger Unterwäsche, die jemand in der Waschmaschine vergessen hat. Müffelnde, klaustrophobe Straßen. Eine hässliche, von Abgasen verrußte Häuserwand neben der nächsten. Kippen und Kölschflaschenscherben in allen Ritzen. Kein Wunder, dass alle nach Berlin wollen. Dieser Häuserblock scheint ein Übungsplatz für talentfreie Sprayer zu sein, die nicht mal ihren eigenen Namen richtig schreiben. Cringe, dieses Bedürfnis, sich auf so platte Weise in Erinnerung zu halten. Hier bin ich, hier bin ich, hier bin ich.
Ich gehe an der Wand entlang und analysiere die Tags. »ManiaK« wollte eigentlich »ManiaC« schreiben oder, noch schlim-

mer, glaubt, dass es mit K kooler ist. Wahrscheinlich ein Zwölfjähriger mit Akneface, der in allem, was er macht, mittelmäßig ist, und das einfach nicht fassen kann. Jedes Mal, wenn er was tut, wünscht er sich, dass jemand Wow oder wenigstens Bullshit sagt, aber alle nicken immer nur und sagen: Wird schon.

Jetzt tut er mir fast leid, der ManiaK. Und seine besten Buds, Uteo und Mke.

Ein Haus weiter steht ein Satz zwischen den Tags. In schwarzen, ordentlichen Großbuchstaben: DU BIST TOTAL OKAY, SO WIE DU BIST. Mit Komma. Ich bleibe vor dem Satz stehen. Wer schreibt so was? Das muss ein Erwachsener gewesen sein. Du bist total okay. So wie du bist. Was für ein Yogababbel. Du bist total okay. Ich starre den Satz an und Tränen schießen mir in die Augen. Was für ne Selbstliebescheiße. So wie du bist.

Jetzt heule ich so sehr, dass ich Rotze schmecke. Mein ganzes Gesicht ist nass.

What the fuck is wrong with me? Ich bin wohl doch leichter zu manipulieren, als ich dachte.

»Alles okay?«

Eine Frau steht vor mir. Sie hat ein Kleinkind auf dem Arm und lächelt. Bestimmt hat sie den Satz gesprayt. Und dann auf Beute gewartet.

»Yup«, sage ich.

»Du weinst«, sagt die Frau. Wahnsinnig hilfreich. Ihr Kind starrt mich an, als ob es so was wie mich noch nie in freier Wildbahn gesehen hätte. Dabei hat es selbst völlig verklebte Augen vom letzten Trotzanfall. Die Frau ist voll im Muttermodus, alles, was weint, blinkt auf ihrem Radar und muss getröstet werden. Wenn ich nicht aufpasse, öffnet sie gleich die Bluse, um mir die Brust anzubieten.

»Meine Vogelspinne ist gestorben«, sage ich und wische mir das Gesicht mit dem Ärmel ab. »Sie war meine beste Freundin.«

Die Frau nickt mitfühlend. »Verstehe«, sagt sie, »das tut mir leid. Ich hoffe, es geht dir bald besser.«
Sie legt mir eine Hand auf die Schulter und drückt sie ganz leicht, bevor sie weitergeht. Schon wieder rollt eine Welle Tränen an. Ich kann kaum atmen. Ich hoffe, es geht dir bald besser. Was für ein heuchlerischer Satz. Als ob es für sie irgendwie relevant wäre, wie es mir geht. Als ob sie mich nicht schon in zwei Minuten wieder komplett vergessen hätte. Selbst wenn man ihr übermorgen ein Bild von mir zeigen würde, auf dem in fetten Buchstaben MORDOPFER, ZERSTÜCKELT stünde, könnte sie sich nicht an mich erinnern. Ich ziehe die Rotze hoch, nehme mein Handy raus und sehe mir mein hässliches, verheultes Gesicht an. Ich wische jeden idiotischen Striemen weg, bis ich wieder einigermaßen normal aussehe.

Papa ist zu Hause. Wo auch sonst. Er macht sofort sein besorgtes Elterngesicht, als er mich ins Wohnzimmer kommen sieht. Ich dachte, ich hätte die Mascaraschlieren alle erwischt. Wahrscheinlich sind die scheiß Lider noch geschwollen. »Almette?«, fragt er, als ob das eine Frage wäre, die man beantworten könnte. »Yup, das ist mein Name. Super gemerkt, Papa.« Meine Wangenmuskeln zittern vom angestrengten Grinsen. Muskelatrophie, weil ich die normalerweise nicht benutze. Aber ich pushe weiter.
»Was ist los?«
»Gar nichts.«
Hier kommt sie, die tägliche Dosis uninspirierter Vaterfragen, mit der er glaubt, eine Verbindung zu mir herstellen zu können. Jeden Tag wählt er dieselbe Festnetznummer, die schon seit Jahren nicht mehr existiert.
»Geht's dir nicht gut?«
»PMS«, sage ich.

»Ich wünschte, wir Männer könnten das für euch übernehmen«, sagt mein Vater, »die Menstruation, das Kinderkriegen, diesen ganzen Ärger. Ich wünschte, ich könnte dir das abnehmen wie bei den Seepferdchen.«

Wow, danke, Papa! Für diese große hypothetische Aufopferung. Herzlichen Glückwunsch, dass du so wahnsinnig woke bist.

»Wusstest du«, sage ich, »dass Mama ihre Tampons immer direkt nach dem Wechseln einzeln zum Müllcontainer runterbringt, damit du sie auf keinen Fall abstoßend findest? Solche Angst hat sie, dass du sie verlässt, wenn sie nicht hundertprozentig blütenrein ist.«

»Was?«

»Sie geht mit jedem Tampon einzeln runter, in drei Plastiksäckchen verpackt, damit du nichts riechst.«

Als ich mit zwölf meine Tage bekam, war das Erste, was ich gegoogelt habe, Warum stinkt Regelblut so ekelhaft?. Damals gab es noch keine TikTok-Gynäkologinnen, nur widersprüchliche Ergebnisse von unseriösen Frauenseiten. Also musste ich wohl oder übel meine Mutter fragen. Ich verrate dir ein Geheimnis, antwortete sie, ich trage jeden Tampon einzeln zum Müllcontainer im Hof, weil ich den Gestank nicht aushalte.

»Papa«, sage ich, »ich muss mich hinlegen. Weck mich nicht.«

Er nickt und streichelt mit der rechten Hand seinen Unterbauch wie eine Schwangere.

Als ich endlich in meinem Zimmer bin, lasse ich mich aufs Bett fallen und atme ins Kissen. Mein ganzes Gesicht tut weh, Nachwirkung der Mir-gehts-so-gut-Grimasse. Morgen hab ich bestimmt Muskelkater.

Ich ziehe mir die Decke über den Kopf und wickele mich so fest darin ein, wie ich kann. Ich nenne das den Schlafburrito. Anders komme ich nicht runter.

So unglaublich müde. Ich kann kaum die Augen aufhalten. Atme

die warme Luft, die aus meiner Nase kommt. Das fühlt sich ein bisschen eklig an, wie Eigen-Urin-Therapie. Wenn ich die Lücken fest genug schließe, könnte mir in einer halben Stunde der Sauerstoff ausgehen.
Ich döse ein. Irgendwann wache ich auf und habe keine Ahnung, wie lange ich geschlafen habe. Mein Körper ist bleiern. Ich denke drüber nach, unter der Bettdecke rauszuschauen. Zu sehen, ob es schon dunkel ist. Dämmere aber direkt wieder weg.
Irgendwann weckt mich das Geräusch der Türklinke, die sich hektisch hoch und runter bewegt.
»Almette«, ruft meine Mutter mit einer hellen Stimme, aus der sie versucht, die Panik rauszufiltern, was ihr nicht gelingt. »Abendessen!«
Sie rechnet fest damit, dass ich mit aufgeschnittenen Adern in blutigen Laken liege. Vielleicht sollte ich sie noch ein paar Minuten in dem Glauben lassen. Warten, bis sie die Tür einschlägt, und dann blinzeln und sagen: »Mutter. Bitte. Wir müssen dringend an deinem destruktiven Verhalten arbeiten.« Aber dann hätte ich keine Tür mehr.
»Komme schon!«, rufe ich. Meine Mutter hört nicht auf, die Türklinke zu bewegen. »Wir haben doch gesagt, kein Abschließen!«, jammert sie. Offensichtlich erleichtert, dass sie nicht meine Grabrede halten muss, dafür jetzt auf dem rapiden Weg zur Rage.
»Privatsphäre ist ein Grundrecht, Mutter«, sage ich, als ich sie mit der Tür zurück in den Gang dränge. Sie folgt mir wie ein Hermelin, ganz weich und wuselig. Das ist so gar nicht ihre Art. Sie versucht, mir von hinten die Haare zurechtzuzupfen, die links plattgepresst sind und rechts vom Kopf abstehen. Ich gehe schneller, als ich es bemerke.

☐ **Anonymous** 08/23/19(Fri)23:01:52 No.232579141

>mein Kissen stinkt, ich hab dem Muttertier verboten es zu waschen
>keine Ausreden, meine Türschwelle zu übertreten
>und trotzdem ist sie plötzlich da in meinem Instafeed
>irgendeine Schwelle findet sie immer, die sie übertreten kann
>schiebt sich in meinen Feed
>hatte ich sie nicht blockiert [fuckingbugs.jpg]?
>ihr Grid ist Brechmittel, Pastelltöne, Sponcon, sie in Lululemon mit ätherischen Ölen und eine türkise Welle Bikinibod-Fotos, fünfzig weiße Strände mit Yogamatte
>sie hat extra einen Hektar Urwald gekauft, damit sie ohne schlechtes Gewissen fünfmal im Jahr mit der #happyfamily nach #asien fliegen kann
>oekobilanzaufwerten.de
>eine ununterscheidbare Flut an lachenden Kindergesichtern, Hühnchen, Zwerg, Hühnchen, Zwerg, Zwerg, Hühnchen
>what the fucking fuck, ich habe ihr untersagt, auch nur ein fucking Foto von mir zu posten
>ein Bild und wir sehen uns vor Gericht, scheißegal, was es kostet [im_so_loaded.png]
>genickt hat sie und okay gesagt, natürlich, privatsphäreisteingrundrecht.de
>und jetzt das
>fucking fuck
>mein nackter Omega-Körper am linken Bildrand, halb abgeschnitten, und siebzig Prozent wolkiger, kalter Ostseehimmel
>ein Zehnjähriger, der aussieht wie fünf: mickrig
>sehnen und Knochen, ein Arm spastisch nach vorne gedreht, man denkt, ich sei behindert

>die Haare lang wie ein verdammter Pudel, Pony in den Augen

>du erziehst ihn zum Mädchen, hat mein Vater gesagt, die verdammten langen Haare

>mein Vater, der neben mir auf dem Teppich sitzt, den Rücken ans Sofa gelehnt

>unsere überkreuzten Knie berühren sich, wir sitzen wie Indianerkönige und schauen STIRB LANGSAM, McLane gegen die Gangster, er wirft einen Bürostuhl mit Sprengstoff in den Liftschacht, die Explosionen schießen von meiner Netzhaut direkt in den Herzmuskel

>ich zucke, mein Vater lacht

>ich kann sein Lachen durch mein rechtes Knie fühlen

>yeah, sage ich

>yeah, wiederholt er und legt mir die Hand auf den Kopf, wuschelt in meinen Haaren

>in der Werbepause schiebt er sein T-Shirt bis zum Hals hoch und klemmt es dort fest, um mir seine Bauchmuskeln zu zeigen

>fass ruhig an

>seine Muskeln hart wie Metallstreben

>drei wulstige Narben in der glatten Haut

>woher hast du die?, frage ich

>mich kann man nicht umbringen, daher hab ich die

>ich fahre mit dem Zeigefinger die längste Narbe entlang, von der Bauchmitte über die linke Brust, fast bis zur Schulter, fest und knorpelig

>jetzt du, sagt er

>auf dem Bildschirm geht es weiter, die Geiseln rennen eine Treppe runter, gleich sind sie frei, aber mein Vater schaut nicht hin, er schaut nur mich an

>ich ziehe das T-Shirt aus, er mustert mich, als ob er unter meine Haut sehen wollte, bis in die Organe

>ich richte mich auf und drücke die Brust raus

>durchs Knie kann ich spüren, wie sich in meinem Vater DIE HITZE zusammenbraut

>irgendwo in seinem Körper hat sie geschlafen und jetzt ist sie aufgewacht

>sie schwillt in ihm an

>die Geiseln sind draußen, aber McLane sitzt auf dem Dach fest

>mein Vater hat sein T-Shirt unter dem Kinn losgelassen, seine Stirn ist rot

>ich weiß, was jetzt passieren wird

>mein Vater wird mit der Faust auf den Couchtisch schlagen und die Chipsschale gegen die Wand schmettern, dass sie in hundert kleine Teile zerspringt, die Scherben wie Projektile

>ich halte meinen Blick fest auf den Fernseher gerichtet, Gänsehaut im Nacken, alle Muskeln angespannt, ich bereite mich vor

>mcLane springt an einem Feuerwehrschlauch vom Dach des Nakatomi Plaza, seine blutigen Füße an der Fensterfront, sein Oberkörper glänzt von Schweiß

>ich spüre DIE HITZE neben mir brodeln, gleich bricht sie aus ihm heraus

>du bist wie McLane, sage ich, meine Stimme zittert, ich sehe ihn nicht an

>du bist wie McLane, Papa

>und spüre seinen Körper neben mir gefrieren, spüre das Zurückdämmen, spüre, wie er DIE HITZE in sich festhält, die hinter seinen Rippen tobt

>ein Geräusch löst sich aus seiner Kehle, ein kurzes, helles Auflachen

>dann steht er auf und geht Richtung Küche

>und du, Joshua, dann bist du wohl Holly?

>das Knallen der Wohnzimmertür vibriert im Zimmer

>ich drücke meinen Rücken gegen das Sofa, ich schaue auf den Fernseher, aber ich kann nicht erkennen, was passiert

>hoffentlich kommt Mama jetzt nicht nach Hause und muss für mich zahlen
>bleib noch ein bisschen draußen, Mama
>ich stelle mir ihr Ohr vor und schicke ihr den Gedanken genau dorthin [telepathie.exe]: Gib ihm noch eine halbe Stunde, bis DIE HITZE abgekühlt ist
>ob sie sich auch schämt für mich
>ich mache Liegestütze, aber ich komme schon nach dem zweiten nicht mehr hoch

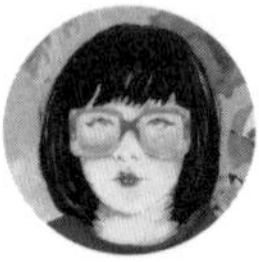

saycheese

Almette

Folgen

2622 Folge ich **10.4K** Follower **252.3K** Likes

Bang, bang
Bang, bang, ba-bang, bang
Jessie J, Ariana Grande & Nicki Minaj »Bang Bang«

Siebenundfünfzig Minuten von zu Hause bis zu Mias Geburtstagsparty. Siebenundfünfzig Minuten, die ich neben meinem übermotivierten Vater verbringen muss, dem die Vatertochtergesprächsambitionen wie Schaum vor dem Mund stehen. Er hat sich zu Hause einen Fragenkatalog vorbereitet, der auf einer Karteikarte im Geldbeutel steckt. Konnte sich vor Aufregung kaum halten, als ich ihn gefragt habe, ob er mich zu dem Scheißding am Samstag hinfahren könne. Weil es außerhalb des U-Bahn-Netzes liegt und ich keine Lust habe, mit irgendeiner random Klassenkameradin zu carpoolen. »Aber sicher, Mäuschen!« Seine Stimme zwei Oktaven zu hoch und durch die gesamte Nachbarschaft hörbar.
Die Gründe, warum Mia mich zu ihrer Geburtstagsfeier eingeladen hat, sind undurchsichtig. Mein Grund hinzugehen simpel: der FAMILIENABEND. Eine von meiner Mutter eingeführte monatliche Inszenierung familiärer Eierkuchen-Einigkeit, aus der man sich nur mit triftigem Grund abmelden kann. Meine Mutter hält mich für asozial oder zumindest fehlintegriert und Mias Geburtstagsparty für den ersten Schritt in Richtung Sozionormalität.
Lieber ein paar öden Mitschülern dabei zusehen, wie sie sich

sabberige Zungenküsse geben, als meinen Eltern dabei, wie sie einen Abend lang googeln, warum ihre zerkratzte Woody-Allen-DVD nicht vom DVD-Player erkannt wird.
Normalerweise hätte ich Yağmur dazu überredet, das Bad Godesberger Teenagertum zu trollen und Eins bis Zehn der peinlichsten Dance-Moves zu posten, aber in Mias Einladung stand *Bitte keine unangemeldeten Plus-Ones wegen den Brandschutzvorschriften*. Yağmur wäre eh nicht gekommen.
»Das kann nicht gut für die Augen sein«, sagt mein Vater.
Ich klicke weiter auf meinem Handy, um beschäftigt zu wirken.
»Redet ihr denn überhaupt noch miteinander?« Diesen originellen Kommentar präsentiert er alle vierzehn Tage mit einem selbstgefälligen Lächeln wie ein Zwölfjähriger seinen fünften sexistischen Sexwitz bei der Open-Mic-Night. »Bei euren Partys? Oder steht ihr einfach alle nebeneinander und schickt euch Tick Tacks?«
»Mmmh«, sage ich, weil ihn das wütender macht als gar keine Antwort.
Als wir den Zielpin auf der Navi-Karte erreichen, schiebt er mich entnervt vor sich her, beide Hände fest auf meinen Schultern. Am Eingang der Anlage wartet Mias Mutter mit einem Strauß Heliumballons.
»Ist Ihre auch so eine Kommunikationsverweigerin?«, fragt mein Vater ihre ausgestreckte Hand.
»Im Gegenteil. Unsere Mia ist eine echte Quatschnudel.« Ihr Lachen muss sie einer Disneyprinzessin geklaut haben. Ich würde ihr gerne vor die Füße kotzen.
Aus den Augenwinkeln sehe ich, wie auch mein Vater das Gesicht verzieht. Ich zwinkere ihm zu. Natürlich überreagiert er und fällt mir um den Hals. »Viel Spaß, Mette«, sagt er in meine Haare.
»Oooch«, zwitschert die Miamutter, »machen Sie sich keine Sor-

gen. Sie kriegen sie wohlbehalten zurück. Unsere Familiengarantie.«

Die Location ist am Ende der Welt beziehungsweise Eifel. Ein ausgedienter Freizeitpark. Seit Jahrzehnten für die Öffentlichkeit geschlossen, aber ständige Kulisse für Werbefilme und Musikvideos. Mias Vater macht irgendwas mit Fernsehen.

Kaputt ist das neue Sexy für Leute, die seit zehn Jahren keine neuen Ideen hatten. Abgestürzte Riesenradgondeln und rostige Achterbahngleise. Tierfiguren, denen ihre abgeblätterte Farbe und abgebrochenen Körperteile Zombie-Charme verleihen. Gras und Pflanzenarme ranken sich durch rostiges Metall. Solche Gleise hätte ich gebraucht. Statt Hansaring.

Alle machen Selfies. Mias Vater steht in einer Warnweste hinter rot-weißen Absperrelementen und erinnert jeden einzeln daran, in der ausgewiesenen »Partyzone« zu bleiben. Die besteht aus Sitzsäcken, einem langgezogenen Buffettisch und bunten Scheinwerfern. Dahinter ein Pult mit DJ, der nur Justin-Bieber- und Ariana-Grande-Songs spielt. Wahrscheinlich hat er Google, bitte zeige mir Musik für Teenager, danke eingegeben. Damn, der DJ ist der Vater von Simon aus meiner alten Klasse. Meine Mutter wollte mich mal mit seinem Langweilersohn verkuppeln und hat die beiden ein paar Wochen lang regelmäßig eingeladen. Er trägt eine dicke Goldkette um den Hals und macht Scratch-Moves auf dem Plattenpult. Fremdschämbauchweh. Als er mich erkennt, macht er das Peace-Zeichen. Ich erwidere seinen Blick, fixiere ihn und lecke mir lasziv die Lippen. Er wendet sich erschrocken ab und lässt *Despacito* zweimal laufen.

»Weißt du, warum der Park geschlossen wurde?«, flüstert neben mir ein Mädchen einem Jungen zu, der sich zu ihr rüberbeugt, um ihr in den Ausschnitt zu gucken.

Die Gerüchte über die Schließung des Parks gewinnen im Laufe der Party an Netflixpotenzial. Die TikTok- und Insta-Posts der

Partygäste radikalisieren sich schneller als Flüsterpost. Es soll ein grausamer und mysteriöser Unfall passiert sein, der ein, zwei, nein, siebzehn Kinder das Leben gekostet hat. Ein Horrorszenario der aufgespießten Köpfe, herabregnenden Finger und blutigen Haarschleifen. Ihre Geister sollen noch in den Ruinen rumoren, deshalb traue man sich nicht, ihn ganz zu beseitigen.

»Schön, dass du gekommen bist.«
Mia muss sich auf Zehenspitzen angeschlichen haben. Sie haben ihr im Ballettunterricht die Gesetze der Schwerkraft abtrainiert. Sie hat mich hinter der Absperrung entdeckt. Anders als ihr Vater und seine fünf Partyzonenwärter, die unsere Sicherheit garantieren sollen. Ihrem arbeitsfreudigen Nutze-mich-aus-Blick nach wahrscheinlich Produktionspraktikanten aus seiner Firma.
Weit habe ich mich nicht vorgetraut in den offenen Hals des Höhlenmenschentunnels. Auch wenn mir das Wachhundgehabe des Miavaters auf die Nerven geht, bin ich nicht so naiv, die Einsturzgefahr jahrzehntelang ungewarteter Vergnügungsparkbauten zu unterschätzen. Wenn schon ein verfrühter Tod, dann einer, der geplant ist. Mia setzt sich neben mich auf die Schiene, auf der früher nachgebaute Stollenloren in die dunkle Vergangenheit der Menschheitsgeschichte gefahren sind.
»Pass bloß auf, dass dich mein Vater nicht findet.«
»Ist der immer so militärisch?«
»Nee, sonst ist er eher eso-tärisch.«
Ich muss lachen. Mia trägt ein erdfarbenes Kleid, das selbstgenäht aussieht, es aber nicht ist. Eines der Ökolabels, mit denen ihre Mutter die gesamte Familie einkleidet, weil sie die Klamotten als Momfluencerin umsonst kriegt. Bestimmt hat Mia zum Geburtstag ein Heilstein-Starterpaket und Gywneth Paltrows Vagina-Kerze geschenkt bekommen.

»Ich hab das neue iPhone gekriegt«, sagt Mia. Kann sie Gedanken lesen?
Meine Eltern haben ihr iPhone-Versprechen immer noch nicht eingelöst, weil ich nicht »therapiert genug« wirke.
Mias iPhone glänzt golden. Ich nehme es und klicke mich durch die versteckten Ordner. Bingo.
»Es ist eine Nanny-App drauf.«
»Was?«
Oh, unschuldige Mia, gerade siebzehn geworden und muss sich von einer Fünfzehnjährigen erklären lassen, wie die Welt funktioniert.
»TeenSafe. Damit überwachen deine Eltern alles, was du machst. Location, SMS, WhatsApp. Alle Social Media Accounts. Instagram, Snapchat, TikTok. Absolut alles.«
Mia sieht mich an, als hätte ich Dumb Bitch unter eines ihrer Selfies gepostet.
»Mikro aktivieren ist auch drin. Vielleicht hören sie uns grade zu.« Ich stehe auf. »Ich gehe noch ein bisschen in den Schacht.«
Ich möchte plötzlich doch wissen, ob die animierten Figuren der Höhlenmenschen im Stollen vielleicht noch funktionieren.
»Sie haben gesagt, dass sie das nicht mehr machen«, sagt Mia leise. Sie sitzt mit hängenden Schultern und krummem Rücken auf den Schienen. Ihre Ballettlehrerin würde ihr für diese Haltung eine scheuern. »Sie haben gesagt, dass sie mir vertrauen und keine Tracking-Apps mehr installieren.«
»Fucking Liars«, sage ich.
Mia sieht so welpenmäßig hilflos aus, dass ich mich wieder neben sie setze.
»Sie machen sich Sorgen, weil sie mich so sehr lieben. Als sie es mir gebeichtet haben beim letzten Mal, haben sie ganz schlimm geweint.«
Ich stelle mir ihre Eltern vor, wie sie in ihrem Ökopartner-

look vor Mia stehen und ihnen Tränen und Rotz übers Kinn laufen.
»Ganz schön manipulativ.«
»Wieso?«
»Die wollen dir ein schlechtes Gewissen machen.«
»Quatsch«, sagt Mia, »die haben einfach so ne Angst, dass mir was passiert.«
»Wenn du meinst.«
Ich stehe auf und gehe ein paar Schritte in den Stollen hinein. Mia folgt mir nicht. Ich höre ihre Mäuschenschritte zurück in Richtung Party trippeln.
»Hey«, keift ihr Vater, »Miaschatz, du sollst doch nicht über die Absperrung! Was machst du denn da?«
»Almette ist im Schacht«, sagt Mia.
Die kleine Ratte.
Ich schreite langsam aus dem Tunnel, mit erhobenen Armen.
»Nicht schießen«, rufe ich.
Der Miavatermund lacht, aber der Abdruck seiner Hand an meinem Unterarm bleibt bis nächstes Jahr. Er lässt mich nicht mehr aus den Augen. Kein Entkommen aus der Partyzone.
Ich versinke in einem der Sitzsäcke. Undercover-Cop. Mein Blick schweift über Curtain Bangs, flossende Körper, lachende Gesichter. Aus den Augenwinkeln sichte ich eine Anomalie. Jemand starrt mich an. Parallelklasse. Wahrscheinlich ein Friedrich oder Luca-Mandolin. Brille. Glatt gekämmtes Haar, das ihm wie ein Helm am Kopf liegt. Er sieht aus wie eine Stabheuschrecke, die vergessen hat, wie Mimese funktioniert.
Als ich zurückstarre, schaut er sofort zu Boden.
Zum Soundtrack von Arianas *Bang Bang* beobachte ich ein Pärchen beim erwarteten Sabberkuss. Ich durchdringe sie mit meinem Laserblick, bis sie den Speicheltausch unterbrechen und sich unsicher umschauen.

»Almette?«

Der Typ hat sich direkt vor mich hingestellt und blockiert die Sicht auf meine Starrblickopfer.

»Du stehst im Weg.«

Er geht zur Seite und folgt meinem Blick. »Ist das dein Ex?«, fragt er.

Gar nicht so leicht, einen Gesichtsausdruck zu finden, der Ekel und Verachtung von diesen Dimensionen gerecht wird.

»Warum schaust du ihnen dann zu?«

Er hat sich neben mich auf den Sitzsack gesetzt, ohne zu fragen.

»Witchcraft. Ich belege sie mit einem Fluch. Hundert Jahre Zahnweh.«

»Ah«, sagt der Junge. Seine Haare sind so blond wie die militärisch kurzgeschnittenen Stirnfransen von Sammy the Horse.

»Konstantin.« Er gibt mir die Hand, als ob wir Manager auf einem Networking-Event wären. »Stimmt es, dass du versucht hast, dich umzubringen?«

Ich lasse meinen Blick über die Partyzone schweifen. Eine Mädchengruppe hat angefangen, ihre Unterleibe aneinander zu reiben, um Begatter anzulocken.

»Ich hab dein Rant-Video gesehen.«

Ich kann ein Lächeln nicht unterdrücken.

»Ich war mir nur nicht sicher, ob es echt war. Also, ob du nur geredet hast oder echt gesprungen bist. Bist du?«

Ich zucke die Schultern. Dazu ein mysteriöses Lächeln.

»Ich mag komplizierte Frauen«, sagt er und lächelt zurück, »die das Leben wirklich verstehen, weißt du? Das ganze Scheißleid. Frauen, die nicht mindestens in psychologischer Betreuung sind, kann ich nicht ernst nehmen.«

Er macht eine bedeutungsschwangere Pause und sagt dann stolz: »Meine Exfreundin ist in der Geschlossenen, weil ihr Vater sie als Kind angegrabscht hat.«

»Herzlichen Glückwunsch«, sage ich, drücke mich umständlich aus dem Sitzsack und gehe, einfach geradeaus über die Tanzfläche mitten durch den Mädchenknäuel, und frontal durch eine der Absperrungen, die dabei umkippt und einen Moment lang hinter mir her schleift, bevor sie ganz zu Boden fällt.
»Hey«, schreit Mias Vater, »nicht hinter die Absperrungen! Da sind wir nicht versichert!«

□ **Anonymous** 09/09/19(Mon)11:42:23 No.586820487

>das Muttertier hat es in mein Zimmer geschafft, unter durchsichtigen Vorwänden

>post sei für mich gekommen, von der Universität, sie habe die extra nicht aufgemacht, weil mir doch meine PRIVATSPHÄRE so wichtig sei, ich würde doch immer so betonen, dass ich ein Recht auf PRIVATSPHÄRE habe, das wolle sie wirklich unbedingt respektieren

>ob es wohl eine Wiederaufnahmebestätigung sei, sagt sie, vielleicht habe die Uni ja die Exmatrikulation zurückgenommen, das sei ja eh alles so dumm gelaufen, so ungerecht, das wäre nur richtig, wenn sie das zurücknähmen

>dream_on.mov

>gibt aber das Kuvert nicht aus den Fingern, sondern steht nur rum und gafft

>steht da und sucht nach Dingen, an denen sie sich festhalten kann

>sieht das Scheißfoto auf meinem Handy

>muttersoehnchen_am_ostsee-Strand.jpg

>das hättest du nicht posten dürfen, sage ich

>weißt du noch, sagt sie, ihre Augen werden redselig, wie wir damals am Strand das Zelt gebaut haben in eine Sanddüne hinein, wir zwei

>SCHEISSKALT war das, sage ich

>und die Erinnerung kommt zurück wie die Flut, zuerst das Geschrei und dann das Rufen, meine Mutter ruft nach oben, wo ich am letzten Zipfel des Treppengeländers sitze und über meinem Herzklopfen beinahe nichts hören kann, sie ruft meinen Namen, sie ruft: komm runter, jetzt sofort

>und streckt die Hand nach mir aus, aber dazwischen gibt es die

Masse meines Vaters, die in ständiger Bewegung ist und deren Bewegung Schmerz bedeutet, mein Vater ist eine Masse von Fäusten, komm, ruft meine Mutter, ihre Stimme ganz hoch, komm zu mir, aber ich kann nicht durch die Vatermasse hindurch, ich bin zu klein und zu schwach und zu durchlässig, das ist es auch, was ihn so wütend macht, dass ich kein Mann bin mit Fäusten, sondern ein weiches, durchlässiges MÄDCHEN, ich werde nie seine Fäuste haben, sondern immer nur ein Empfänger von Fäusten sein, hier fängt das an und in der Schule geht das weiter, er hat schon hundertmal versucht, mir das zu erklären, dass man sich wehren muss, um ein Mann zu sein, dass man zurückschlagen muss, einfach zuschlagen, stundenlang hat er das mit mir geübt, aber ich bin immer zu schwach gewesen und zu klein und jetzt zittere ich auf der Treppe

>komm, ruft meine Mutter, und ich renne los, die Treppe hinunter und falle, ich überschlage mich und schließe die Augen, weil ich mir vorstelle, wie ich in der Faustmasse meines Vaters lande, wie sich seine Fäuste auf meiner Haut abzeichnen, Abdrücke im Teig meines Mädchenkörpers, aber die Fäuste kommen nicht, stattdessen ein Lachen, mein Vater lacht

>ich öffne die Augen und sehe ins lachende Gesicht meines Vaters über mir, rennt nur, sagt er, ich halte euch nicht auf, schau ihn dir an, wie er die Treppe runterpurzelt

>ich spüre die Hand meiner Mutter, die mich hochzieht und dann hinter sich her aus dem Haus bis zum Auto, das sie vor lauter Zittern erst nicht aufkriegt

>wir fahren ans Meer, sagt meine Mutter, als wir endlich drinsitzen und losgefahren sind, einfach drauflos, wir fahren ans Meer, mein kleiner Lord, wir machen Urlaub, alles wird gut

>und alles wird gut, direkt da im Auto, Mama gut gelaunt wie nie, macht Witze, kauft mir Schokolade und Strandspielzeuge

>ich mit dem Atlas auf den Beinen, die schwere Kante drückt Linien in die nackten Oberschenkel
>für jeden Kilometer, den wir weiterkommen, eine Markierung, wie Gefangene, die die Tage ins Holz ritzen, nur das Gegenteil: wir entkommen
>an der Raststätte greift sie nach meiner Hand, zieht mich an sich, wir tanzen über den Parkplatz
>bin ich dir peinlich, fragt sie, und ich sage, nee Mama, und meine es auch
>sie ist die SCHÖNSTE FRAU DER WELT und wenn sie tanzt, ist sie noch schöner
>später steht sie in der roten Herbstsonne, um die Haare eine Lichtkrone, wie die Anführerin einer Wüstenkarawane
>ich schaue ihr aus dem Auto zu, lehne meinen Kopf zurück, mein Atem sieht aus wie Zigarettenrauch, mein Kopf kommt nicht ans Nackenkissen
>sie blickt in die Sonne, steht lange so da mit der Hand an der Stirn
>irgendwann verändert sich was in ihrem Gesicht
>sie kommt zurück ins Auto, auf gehts, sagt sie, und da hätte ich eigentlich schon wissen müssen, dass alles vorbei war
>aber die Sonne scheint mir ins Gesicht, die Welt zieht an uns vorbei, wir sind Abenteurer, sagt meine Mutter, du und ich, wir erkunden die Welt
>sie sagt es mit gespielter Freude in der Stimme, aber das höre ich nicht, ich glaube alles, selbst später am Strand, wo wir im Zelt zittern und schließlich im Auto schlafen, bis das Benzin ausgeht, selbst am Strand habe ich es noch nicht begriffen, will es nicht rein in meinen dummen Kinderkopf, dass das alles, die Freiheit und die MUTTERLIEBE, das Singen und Tanzen, nur gelogen ist

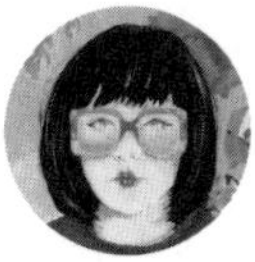

saycheese

Almette

Folgen

3192 Folge ich **10.4K** Follower **252.5K** Likes

I can make you famous
I'll show them where your grave is
And say, »Oh, la-la, oh, la-la«
AlunaGeorge »Famous«

»Mindestens fünfzehn Minuten«, hat mein Vater gesagt, als er mich abgesetzt hat. »Und die kannst du nicht auf dem Klo verbringen. Die nutzt du, um dich auszutauschen mit deiner Klassenkameradin. Um zu sehen, was euch verbindet. Irgendwas gibt es immer, das man gemeinsam hat. Und wenn es nur die kollektive Diskriminierung ist, die ihr als Frauen —«

»Papa«, habe ich ihn unterbrochen, »musst du in jede Alltagssituation deine Message pressen? Du bist wie ein AFD-Politiker, der sogar beim Einkaufen noch Wahlwerbung macht. Wow, 5-lagiges Premium-Klopapier: so schön arisch weiß und rein! Das Recycling-Papier sieht verdächtig aus, das könnte einen jederzeit vergewaltigen.«

»Du kannst wirklich sehr verletzend sein, Almette.« Den Satz hat er von meiner Mutter gelernt, der Manipulationspraktikant. »Du weißt genau, dass ich von nichts weiter entfernt bin als von der AFD.«

»Ich sag ja nur, dass du dich so hohl anhörst wie ein Politiker. Von mir aus auch wie einer von den Grünen.«

Fünfzehn Minuten Mia sind fünfzehn Minuten zu viel. An der Haustür kommt mir der Sonntagsfamilienbrunch wieder hoch.

Von so viel demonstrativer Vorurteilsfreiheit kann einem nur übel werden. Die Tür ist mit Aufklebern und Plakaten zugepflastert. Es ist alles abgedeckt, inhaltlich wie türoberflächentechnisch. *Refugees Welcome* und *Take back the City* und *Europa für alle* und *Gender ist nicht verpflichtend*. Zum Glück hat Papa keinen Parkplatz gefunden. Er hätte den neuesten Button, den er auf seinem Blog verkauft (*Stolzer Tochtervater*), mitten rein gepinnt.
»Ich freu mich echt, dass du gekommen bist«, sagt Mia und versucht, ihre Mutter wegzuscheuchen, die auf den Zehenspitzen hibbelnd ungesüßten Mate-Eistee und ein Lächeln präsentiert, das sie in einem Designerladen gekauft haben muss, so perfekt sitzt das.
Bevor ich Mia fragen kann, ob sie sich ihre Playdates immer von ihren Eltern arrangieren lässt, grätscht die Miamutter dazwischen. »Mensch, Almette, ich mag deinen Style.« Ihre Lippen bewegen sich fast nicht, wenn sie spricht. Unheimlich. »Das ist so authentisch irgendwie, das bist so du.«
In meinem gesamten Leben habe ich vielleicht sieben Sätze mit dieser Frau gewechselt. Sie muss sich für eine Profilerin halten. Wahrscheinlich wünscht sie sich einfach ein Kind ohne Kardashian-Make-up. Das findet sie dann »authentisch«. Aus Mitleid nehme ich ein Glas Mate-Eistee. Als ich es an den Mund setze, zückt die Miamutter eine Polaroid-Kamera und schießt. »Darf ich?«, sagt sie danach, »ist für unsere Gästewand.« Eine lange Reihe ethnisch und altersmäßig auffallend abwechslungsreicher Hausgäste prosten mir von Polaroids an der Flurwand mit identischen Mate-Gläsern zu. Gute Laune und Diversity, direkt aus der amerikanischen Uniwerbebroschüre.
»Schon mal was von Persönlichkeitsrechten gehört?« Ich zupfe ihr das Foto aus der Hand.
Ihre Gesichtsmaske ist außer Kontrolle. Sie sieht aus wie ein Dalí-Gemälde.

Dann finden Nase, Mund und Stirnfalten langsam zum Ursprungsort zurück. »Ich finde das super, Almette«, sagt sie, »dass du so für deine Rechte eintrittst. Richtig super.«
Später wird sie ein Video auf ihrem Kanal posten, in dem sie mit Tränen in den Augen darüber redet, wie dankbar sie ist für junge Leute wie mich, die ihr ihre mangelnde Sensibilität vor Augen führen. Sie wird erzählen, dass sie tagelang in ein handbesticktes Kissen geweint hat, weil sie es nicht fassen konnte, dass es überhaupt so weit gekommen ist, dass sie Fotos macht von Minderjährigen ohne ihre Erlaubnis. Nie wieder, wird sie sagen, nie wieder.
»You're welcome.« Ich klopfe ihr väterlich auf die Schulter.

Mia zieht ihre Zimmertür hinter sich zu und seufzt »Mütter« in Caps-Lock-Tonlage.
»Wir sind so froh«, hat mein Vater gesagt, »über diese Einladung, Mettchen. Weil das zeigt, dass du neue Kontakte knüpfst, dass du andockst an Gleichaltrige und ans Leben. Und diese Mia scheint mir eine wirklich Nette zu sein, deine Mutter und ich haben eine halbe Stunde mit ihren Eltern telefoniert und das war ein richtig spannendes Gespräch. Die freuen sich sehr auf und über dich. Wir haben da ein ganz gutes Gefühl.«
»Schön für euch. Dann trefft ihr euch doch mit ihr.«
Dreihundertfünfzig Erpressungsversuche später sitze ich doch hier, weil mir fünfzehn Minuten Mia irgendwann weniger anstrengend vorkamen als drei Tage Elterndiskussionen. Mia scrollt auf ihrem Handy, um mir irgendeinen Snap zu zeigen, bei dem sie »total an mich gedacht« hat. Als sie ihn endlich findet, ist es ein Sad-Selfie von einer Thirst-Trap in Unterwäsche à la Sve, die sich mit Kajalstift Tränen unters rechte Auge gemalt hat. Caption: Looks like rain today.
»Versteh ich nicht«, sage ich.

Mia überlegt kurz und nickt dann. »Genau. Ich auch nicht. Ich hab nur gedacht, also, weil du doch Selbstmord … du weißt schon, aber das ist natürlich nicht dasselbe, klar, also, das ist eigentlich total bescheuert, das wollte ich auch nur zeigen, wie bescheuert das ist, wenn jemand so was postet und hat das gar nicht erlebt. So wie du, meine ich. Die hat ja dann gar keine Ahnung.«

Erwartungsvoller Blick. Sie geht davon aus, dass ich gleich anfange, aus dem rechten Auge Kajaltränen zu weinen, und ihr das Herz ausschütte.

Lange hält sie mein Schweigen nicht aus. Erst fängt sie an, unkontrolliert zu blinzeln, dann checkt sie ihr Handy und dann sagt sie: »Wie war das denn, Mette, wie hast du dich denn da gefühlt, also, als du auf den Schienen lagst?«

Mias Augen sind Googly-Eyes-Filter-groß.

»Das war so ein Beben«, sage ich mit melancholischem Pathos, jedes Wort betont. »Ich habe mit den Gleisen gebebt und jeden Zentimeter Metall gespürt. Ich war eins mit den Gleisen und habe verstanden, dass wir alle nur Atome sind, genau gleich. Dass wir alle zusammengehören. Das war wunderschön, aber auch total traurig, weil ich ja wusste, dass alles gleich vorbei ist. Und dann sind da plötzlich Hände gewesen, die mich aufgehoben haben, feste, starke Hände, und wir haben zusammen gebebt, bis wir oben waren. Das war eine total spirituelle Erfahrung, wir waren praktisch ein Körper in dem Moment, man konnte uns gar nicht unterscheiden. Ich hab sein Herz gespürt an meinem und dann war ich safe.«

»Wow«, sagt Mia. »Und war er süß?«

»Soooo süß«, sage ich und dann frage ich, wo die Toilette ist, weil ich die fünfzehn Minuten auf keinen Fall am Stück aushalte.

Plötzlich steht er vor mir auf dem Gang. Hoch aufgeschossene Figur. Bleiches Gesicht. Zusammengekniffene Augen, obwohl das Licht aus ist. Materialisiert sich wie im Horrorfilm aus dem Nichts. Ich zucke zurück. Dann trete ich wieder einen Schritt nach vorne. Will nicht verschreckt wirken.

»Hey«, sagt er. »Hey«, sage ich.

»Kommst du kurz rein?« Als seien wir hier verabredet, um dreizehn Uhr zweiunddreißig, auf Mias Flur, vor der Toilette.

Ich folge ihm in ein Zimmer hinter dem Bad, die Sackgasse des Flurs.

Neugeborene Giraffen bewegen sich so. Lange, staksige Beine. Und die Muttergiraffe immer den Hals am Hintern, falls sie einknicken.

Mia postet dauernd, wie sich ihre Familie irgendwo sozial engagiert. Sie sind wie Charity-Trüffelschweine, ständig auf der Suche nach einem noch mitleiderregenderen Pflegefall. In den Sommerferien waren sie in Afrika, um schwarzen Kindern ihre privilegierte Fresse vorzuhalten, irgendwo zwei Ziegelsteine auf ein Schulhaus zu setzen und dann eine Runde Moral-Selfies zu machen.

Bestimmt ist der hier auch ein Sozialprojekt. Sieht kränklich aus. Augenringe, gräuliche Gesichtsfarbe. Das Zimmer riecht, als hätte er es seit drei Jahren nicht verlassen. Vielleicht eines dieser Mondscheinkinder, die allergisch auf Licht reagieren. Wobei Kind das falsche Wort ist für jemanden mit wucherndem Zwölftagebart. Mondscheinstudent.

Er hat sich auf einen Schreibtischstuhl gesetzt und schaut mich an wie einen Lieferando-Kurier.

Auf seinem Kapuzenpulli das Trump-Zitat *Sadly, she's no longer a ten.* »Nicer Hoodie«, sage ich, weil sonst niemand was sagt. »Eigenanfertigung?« Die Schrift verläuft nicht ganz gerade. Ich mag seinen Stil. Wenn man von dem braungelben Fleck auf seinen Basketball-Shorts absieht. Hoffentlich ein Kaffeefleck. Ich respektiere Menschen, die sich nicht schon beim Aufwachen darüber Gedanken machen, welches Outfit am besten zum Bunny-Ears-Filter passt.

Auf dem Monitor hinter ihm pausiert ein Gameplay-Video. Am Monitorrand kleben Zettel mit Grafiken und Formeln. Physikunterricht-Flashback.

»Welches Spiel?«, frage ich.

»Hast du keine innere Zensurbehörde?« Sein schiefes Grinsen ist eine Einladung zum Battle.

»Ich schweige ganz erstklassig. Bei Leuten, die mich nicht interessieren.«

Er nickt anerkennend. Bedeutet mir, mich auf sein Bett zu setzen. Ich schiebe Kleider und Müll zur Seite. Überall aufgeschlagene Bücher und offene Chipspackungen.

»Ordnung ist nicht so dein Ding, oder?«

Irgendwie kommt er mir vertraut vor, so als hätte ich schon hundertmal auf seinem Bett gesessen.

»Almette Odenthal«, sagt er. Ich ziehe den Bauch ein und strecke die Wirbelsäule. »Es ist mir eine Ehre.« Er führt seine rechte Hand zur Schläfe, salutiert und deutet eine Verbeugung an.

Das kindische Glucksen in meinem Hals kann ich gerade noch runterschlucken.

»Ich hab mir deinen Content angesehen«, sagt er, »nice Idee mit der Suizid-Performance, vom Ansatz her sehr intelligent. Und du hast deine Follower immerhin verdreifacht. Wobei du vorher praktisch keine hattest.«

Eins, drei, vier, sieben leere Red-Bull-Dosen auf seinem Teppich.

»Verfünffacht«, sage ich, »die Hälfte ist nur schon wieder weg.«

»Shit happens, jeder fängt klein an. Das war auf jeden Fall ein sehr respektabler Versuch. Die Rants waren super, da hast du einen Nerv getroffen. Das hätte virales Potenzial gehabt, wenn du die Kanäle besser koordiniert hättest. Warum hattest du keinen, der das livestreamt?«

»Es war ne ziemlich spontane Aktion.«

Rückblende im Rewind. Ich sehe meinen formlosen Körper auf den Gleisen liegen, #achselfett #neverbeenfucked. Dann meinen Sprung in den U-Bahn-Schacht rückwärts, ich fliege zurück auf die Bahnsteigkante wie von einem Staubsauger angesogen, renne rückwärts über hässliche Noppen, die versiffte, nicht funktionierende Rolltreppe hoch, von der Straße rauf zur S-Bahn, in die ich eleganzlos reinspringe wie eine Ökokartoffel mit Beinen. Mich allein auf einen Vierer setze und sofort anfange zu heulen. Ich heule 35 Minuten lang bis Bonn-Bad Godesberg, wo ich rückwärts aus der Bahn renne, in die Schule, durch die verstopften Gänge bis zur Mädchentoilette im dritten Stock, die Mädchentoilette, in der nie jemand ist, weil man eine zusätzliche Treppe hoch muss, und wer macht schon gerne unnötig Sport, bei dem man nicht gut aussieht. Ich reiße die Tür auf und was danach passiert, würde ich am liebsten verpixeln.

»Du hättest das Ganze easy für ein TikTok timen können«, sagt er, »zu Lil Waynes *I feel like dying*. Du läufst auf die Gleise zu, im Takt, und dann bricht es ab, direkt bevor du springst. Steiler Teaser. Springt sie wirklich oder ist es nur ein Fake? Und dann wechselst du zum Livestream.«

Ich nicke. Muss ihm ja nicht sagen, dass es das Gegenteil von geplant war, ein Totalaussetzer. Dass ich nicht denken konnte in dem Moment, weil mein Hirn hängengeblieben war. Eingefrorenes Bild mit Ladekreis. Und sich nicht reloaden ließ. Ein permanenter Abdruck wie Trumps Retina-Schaden von der Sonnenfinsternis. Ich bekam die hässlichen weiß-braunen Mädchenklofliesen nicht aus dem Kopf. Egal, wie viel ich heulte. Und ich dachte nur immer wieder Fuck you, Yağmur, Fuck you, Yağ-

mur, und dann bin ich am Hansaring ausgestiegen und hab mich auf die Gleise gelegt.
Mir gefällt seine Idee, dass ich das alles für mehr Follower gemacht habe. Dass es Teil einer ausgeklügelten Social-Media-Strategie war.
»Nice«, sage ich, »und dazu ein selbstironisches Tinderprofil: Almette, 15, zurzeit flachliegend auf den Schienen am Hansaring. Sei ein Held und date mich. Beeil dich, wenn du mich nicht von den Gleisen kratzen willst. Auf dem Foto die Schienen und die anfahrende Bahn im Hintergrund. Und ich schaffe es, den perfekten Ausdruck von mitleiderregend und fuckable in mein Gesicht zu zaubern.«
Er lacht laut, sein Giraffenkörper zittert.
»Nice«, sagt er, »und dann aus dem Krankenwagen ein Selfie mit dem Sanitäter und die Caption: Ein Date, das direkt mit Bondage anfängt. So weit so gut.«
Bestimmt sieht er mir mein Jungfernhäutchen an. Irgendein Hormon wird ausgeschüttet, im ganzen Tinderradius. Virgin-Alert.
»Aber im Ernst«, sagt er. »Deine Rants waren richtig gut. Besonders die Idee mit dem Massenselbstmord. Da hast du den Nagel auf den Kopf getroffen. Genau das hab ich mir auch schon überlegt.«
»War nicht wahnsinnig durchdacht, ehrlich gesagt. Eher so blinde Wut.«
»Wut ist gut, Wut ist richtig. Du durchschaust da was, was die meisten nicht sehen.«
Plötzlich sitzt er neben mir auf dem Bett. Stupst mit seiner Schulter meine Schulter an. Grinst. Ich merke, wie mein Gesicht rot wird. Er sieht mir direkt in die Augen.
»Du hast krasses Propheten-Potenzial.«
»Du meinst so Jesus?«

»Nee, Zarathustra.« Er greift ein Buch von einem schiefen Bücherturm. Hält es mir hin. *Also sprach Zarathustra.*

»Du könntest die Stimme einer Bewegung werden. Eine Gegenstimme. Eine Stimme der Wahrheit. Die Anti-Greta, ohne brave Zöpfchen und politisch korrekte Gutmenschen-Ideologie. Die für die Hoffnungslosen spricht. Die sagen: Ihr habt einen gigantischen Scheißhaufen auf uns ausgeschissen und wir sind wütend. Wir sind verdammt wütend. Ihr tut so, als wäre der Scheißhaufen nur ein kleiner Pups. Als ob man nur ein bisschen lüften müsste. Aber wir haben radikalere Ideen.«

Ich muss lachen. »Das Wort Pups hab ich seit der Grundschule nicht mehr gehört.«

»Uns geht die Welt verloren.« Er legt seine Hand auf meinen Arm. »Und niemand redet drüber. Alle sind zu busy, die Fotos von so ner thirsty Social-Justice-Kämpferin mit Nasenring bei Instagram zu liken.«

»Ich kenne auch so ne Insta-Queen«, sage ich, »die sich mit ihrem Nasenring und ihren gefärbten Haaren für total revolutionär hält.«

»Eben. Das ist alles so faker Bullshit. Du bist eine der wenigen, die verstanden haben, wie die Welt wirklich tickt. Du könntest was dagegensetzen.«

Sein Grinsen ist so verdammt ansteckend.

»Die Leute wollen face-getunte Mädchen, die ihnen Make-up-Tutorials verkaufen«, sage ich. »Ich hätte keine Chance.«

»Du musst den Status quo als Challenge sehen. Umstürzen statt aufgeben.«

Keiner der Buchtitel auf dem schiefen Stapel sagt mir was. *Bau und Leben des sozialen Körpers. 12 Rules for Life. The Sovereign Individual. Regeln für den Menschenpark. Seelenprobleme der Gegenwart. Affective Neuroscience. Unterwerfung.* Doch. Das lag mal eine Weile bei meinem Vater auf dem Nachttisch.

Sein Blick klebt an mir. An jeder kleinsten Bewegung.
Als ich zurückschaue, lächelt er.
»Ich leih sie dir, wenn du willst.«
»Wer bist du überhaupt?«
»Ein Krieger im Kampf für die Wahrheit,« sagt er.
»Nee, ich meine, wer zum Teufel bist du? Warum bist du hier, in Mias Haus?«
»Motherfuckin Memelord für meine Fans«, sagt er und deutet eine Verbeugung an, »oder auch Jo, wenn ich zivil unterwegs bin. Ich bin hier, weil es finanziell Sinn macht. Keine Miete ist immer noch die billigste Miete. Und all-inclusive. Meine Mutter ist praktisch mein privater Catering-Service. Nur Shit, dass sie nicht kochen kann. Ich arbeite aber dran, so schnell wie möglich aus der Vorhölle der Kohlrabisticks auszubrechen. Ich hab mehrere Investitionen, die sich bald auszahlen. Und dann kauf ich mir was Nettes am anderen Ende der Stadt.«
Ich brauche einen Moment, bis sich die Puzzlestücke zu einem sehr schiefen Familienfoto zusammenfügen.
»Warte mal. What? Mias Mutter ist deine Mutter? Mia ist deine Schwester?«
»HALB-Schwester«, sagt er, »aber danke für den ungläubigen Ton. I fucking appreciate it.«
»Sie hat dich nie erwähnt.«
»Schwarzes Schaf der Familie.« Er verbeugt sich noch mal, diesmal so tief, dass er fast vom Bett rutscht. »Ich passe nicht ins Image. Wenn ab und zu aus Versehen auf dem Familienfoto eine Schulter von mir drauf ist, wird sie rausgecroppt. Wer will schon im Happy-Mami-Insta-Profil einen Sohn draufhaben, dessen Haut nicht schimmert, weil er zum Frühstück nie die Chia-Samen isst?«
»Meine Eltern würden mich auf den Familienbildern am liebsten mager-shoppen oder gleich ein Model mieten«, sage ich, »ich

hab fast Mitleid mit denen. Eine Weile lang durfte ich auf Fotos nur ein bestimmtes Kleid anziehen, das mir meine Mutter zur Beerdigung meiner Tante gekauft hat. Da war sie hinterher manisch begeistert, wie ›gut das meine Figur kaschiert‹. Ich habe nie besser ausgesehen als auf der Beerdigung meiner Tante.«
Mias Bruder lacht. Sein Blick ist geradeheraus und vertraut. Als ob er mich wirklich sehen kann, so wie Yağmur mich mal sehen konnte, früher. Bis in die tiefste Seele, bis in die dunkelsten Gewässer meiner Hirnflüssigkeit.
Kopfkino. Ein TikTok zu K.Flays *I'm Good*. Erst wäre nur ich zu sehen, in Jos Auto, im Beifahrersitz. Wir cruisen mit offenem Deck, Wind in den Haaren, und ich lip-synce in die Kamera: *Never met one of them before, yet it seems simple. Feels like he's a friend for sure, talk comes easy.*
Und dann der Schwenk zu Jo im Fahrersitz, der seine Kapuze aus der Stirn zieht und grinst: *No rush, I'm good, good, good.*

☐ **Anonymous** 09/30/19(Mon)14:03:21 No.511218943

>als ob die nicht wüssten, dass ich sie durch die Wand hören kann, diese papierdünne Altbauwand, die man einreißen und durch Panzerstahl ersetzen sollte, damit ich es nicht ständig hören muss, das SCHWESTERNGEQUENGEL, sie quengelt direkt in die aufgestellten Ohren der #fettenmette, quengelt ihren Bruderbullshit, als ob ich echt ihr Bruder wäre
>eugenics.exe
>ich bin sicher, dass wir nicht aus der gleichen Mutter gekrochen sind [schusswestensicher], entweder sie oder ich ist ein Findelkind, ein ALIENBABY, und da ich den hässlichen Berg meiner MUTTERWAMPE habe wachsen sehen, neun Monate lang, kann das eigentlich nur ich sein
>mein Bruuuder, quengelt Mia, ist so ein Luuuser
>englishfail.mp4
>ich bin also der Loser [joker.jpg] und nicht das Hühnchen, das morgens als Erstes in ihrem Feed checkt, wer hübscher ist als sie
>die ich dreimal am Tag heulen höre, weil Stacy1 ihr Foto nicht gelikt und Stacy2 sie nicht zu ihrer Makeover-Party eingeladen hat
>[fkn] Bullshit
>aber das geht rein wie Butter in den Hals der #fettenmette, die frisst das wie die Schokoriegel, mit denen sie sich heimlich wie eine Foie-Gras-Gans nudelt, nachts unter der Decke
>echt?, sagt sie, echt? Er ist von der Uni geflogen? Was hat er denn gemacht?
>die ist schon eine Steilvorlage zum Fatshaming, diese Mette [appropriatenames.com], schwabbelt in alle Richtungen aus ihrer zu engen Jeans, ihre Pickelhaut so käsig, dass ein Kameramann an ihr einen Weißabgleich machen könnte

>landwhale_alert.gif
>und einen Job hat er auch nicht, sagt Mia, der furzt den ganzen Tag sein Zimmer voll und spielt Videospiele, dass du da drin überhaupt ohne Gasmaske atmen konntest, ist ein Wunder
>keinen Job, hahaha, wenn das Lästerschwesterchen wüsste, wie viel Asche nebenan fließt, würde es den Mund nicht mehr zukriegen vor lauter Staunen, bitte bitte liebster Bruder, würde es weinen, kaufst du mir das Glamour-Vanity-Set, das mir Mama verboten hat, weil es mich aussehen lässt wie eine Nutte, bitte bitte bitte
>aber bitte gerne #erbsenhirnmia, hier sind hundert DOLLAR DOLLAR BILLZ, mein Mäuschen
>was Weiblinge wie sie an Lügen verzapfen, ist kriminell
>selbstjustiz.exe
>aber stattdessen werde ich gehatet dafür, dass ich die Dinge so sage, wie sie sind, ohne Fake, ohne Filter, ohne verdammte Bunny-Ears
>das ist das Perfide an der Welt, in der wir leben, dass Femoids wie Mia die Kontrolle haben, dass die bestimmen, trotz Wahrnehmungsstörung
>meine Posts werden ZENSIERT, ich, mit einem IQ von 160, werde geblockt, weil die Wahrheit gefährlich ist
>eine Mia-Armee züchten die sich ran, eine verdammte Herde aus gleichgeschalteten, gleich gestylten, gleich idiotischen Lemmingen, und das hier ist Mettes Aufnahmegespräch, das ist ihr Job-Interview
>nur ich kann sie retten vor der Hölle der Ignoranz
>die braucht mich
>vielleicht ist es noch möglich, sie auf die richtige Seite zu holen
>rescuemission.exe

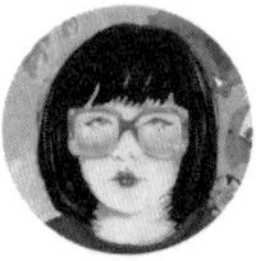

saycheese

Almette

Folgen

3342 Folge ich **10.4K** Follower **253K** Likes

»Al-met-te.«

Die Klischeetherapeutin liest meinen Namen vom Clipboard ab, als ob er ihr gerade zum allerersten Mal begegnet sei. Und sie ihn mir nicht über die letzten vier Sitzungen schon hundertvierzigmal wie einen abgetrennten Kopf auf einem Silbertablett serviert hätte. Mit dieser ganz besonderen Prise Herablassungsgelassenheit. Glasklar, dass die Therapeutin meinen Namen symptomatisch findet und eine psychopathologische Informationsfontäne daraus ableitet. Almette ist ganz oben auf ihrer Liste stigmatisierender Kindernamen, direkt hinter Kevin und Schakäline.

»Wie sind Sie zu diesem ungewöhnlichen Vornamen gekommen, Almette?«

»Das war ne Vergeltungsmaßnahme.«

»Gegen wen?«

Meine Mutter hält mit den Fakten meiner Namensfindung nicht hinterm Berg. Der Alpenfrischkäse in seinem niedlichen Fässchen auf dem Abendbrotbuffet der Entbindungsstation sei ihr nach der stundenlangen, quälenden Presserei als das einzige Solide in ihrem Leben erschienen, erzählt sie gerne. Neben der aufgerissenen Vulva, dem schreienden Faltenbündel, dem weinenden Mann und dem Rest des Krankenhausessens, das aus verkochtem Gefriergemüse und grauer Fleischschlacke bestanden hatte. Vom Frischkäse inspiriert, wurde ich kurzerhand umgetauft. Annabel hätte ich eigentlich heißen sollen. Aber der

Name, der im Hebräischen anmutige Schönheit bedeutet, passte nicht zu der blutig-milchigen Kreatur, die meine Mutter da aus ihrer Scheide gepresst hatte.
Als kleines Kind nannte mein Vater mich, wenn meine Mutter nicht im Zimmer war, konsequent Annabel. Ich dachte, dass jedes Kind zwei Namen hätte, den offiziellen Mutternamen und den inoffiziellen Vaternamen, der wie der Codename eines Geheimagenten vor Kühnheit nur so rauchte. Irgendwann flog Papa auf und meine Mutter ließ ihn schwören, mich nicht mehr mit Zweitnamen zu verwirren.
In Sachen Namenswahl stehe ich ausnahmsweise voll hinter meiner Mutter. Ich als Annabel? Cringe.
»Ich liebe meinen Namen«, erkläre ich der Therapeutin. »Ein kompromissloses Bekenntnis zur Konsumgesellschaft.«
Der Blick der Therapeutin ist unentzifferbar. Ist das Mitleid? Wahrscheinlich ist sie nur beleidigt, weil sie mich nicht in die Opferecke hat hineinargumentieren können. Armes Mädchen mit dem fake-nordischen Namen, der nach Fatshaming-Reimen nur so schreit.
»Dann sind Sie Ihrer Mutter dankbar?« Ein Freudenfunke in den Therapeutinnenaugen. Sie hat die Kurve doch noch gekriegt.
»Für meinen Namen absolut.« Suggestivfragen muss man mit demonstrativer Überzeugung begegnen.
»Und wofür nicht?«
»Sigmund Freud ist schon seit fast einem Jahrhundert tot und Sie suchen immer noch nach dem Ödipus-Komplex?«
Aus dem Therapeutinnenmund schwappt ein glucksendes Lachen. So unerwartet, dass es mich fast ansteckt. Sie scheint sich nicht mal zu schämen. Sie lacht einfach. Als hätte ich ihr einen Witz erzählt. Als säßen wir nebeneinander auf einer Hollywoodschaukel und nicht in neurotisch ausgemessen-angemessener Distanz auf Therapiesesseln.

»Sie haben so ein schönes Wikipediawissen«, sagt die Therapeutin.
»Danke.« Mein Blick stellt klar, dass ich die Beleidigung durchschaue und an mir abprallen lasse.
»Also.« Sie blättert eine Clipboardseite um. »Gibt es etwas, für das Sie Ihrer Mutter nicht dankbar sind?«
Ich äffe das Therapeutinnenlachen nach. Erhöhe den Einsatz und füge ein Grunzen und Schenkelklopfen hinzu. Laugh-off, gute Idee für eine TikTok-Challenge.
Sie gibt sofort auf. Ihr Gesichtsausdruck wechselt zu schwerwiegend, als müsse sie mich darüber informieren, dass ich in der letzten Mathearbeit nur 12 Punkte bekommen habe.
»Ihre Mutter hat mir von Ihrer Tante erzählt. Tante Hanne?«
»Sie haben kein Recht, mit meiner Mutter über meine Therapie zu reden!«
Ich springe vom elektrischen Therapiestuhl. Meine Hand tastet in der Jeanstasche nach dem Handy, aber das liegt in der Therapeutinnenschublade. Ich versuche, mich an das Gesetz zu erinnern, das ich vor meiner ersten Therapiestunde gegoogelt habe. Bei der Kinder- und Jugendtherapeutin, die in einer Singsangstimme mit mir sprach wie mit einer Dreijährigen.
»Paragraph 203. Minderjährige ab fünfzehn Jahren. Weitergabe von Informationen an die Eltern nicht ohne ausdrückliche Einwilligung!«
»Ich habe Ihrer Mutter keine Auskunft über die Inhalte Ihrer Therapiesitzung gegeben«, sagt die Therapeutin in hämisch deeskalierendem Therapeutenton, »da müssen Sie sich keine Sorgen machen.«
»Haben Sie wohl!« Die Singsangtherapeutin von damals würde sich angesichts meines Dreijährigenvokabulars die Hände reiben. Ich bin kurz davor, mit dem Fuß aufzustampfen und loszubrüllen. »Und ICH mache mir keine Sorgen! SIE sollten sich

Sorgen machen, dass Sie sich nicht an das Gesetz halten! Sie können froh sein, dass ich nicht so eine Karen bin wie Sie, dann würde ich Sie nämlich anzeigen.«
»Almette, ich verspreche Ihnen, dass ich mit Ihrer Mutter nicht über die Inhalte Ihrer Therapie spreche. Darauf können Sie sich verlassen, okay?«
Ich lasse mich nicht für dumm verkaufen. Auf den Mutter-Avatar kann man sich genauso wenig verlassen wie auf die Mutter.
»Möchten Sie sich nicht wieder setzen?«
Ich könnte mich demonstrativ nicht hinsetzen, aber in der Therapiezimmermitte komme ich mir vor wie ein Modell aus dem Biounterricht, an dem gleich die lateinischen Namen des Geschlechtsapparats abgefragt werden.
Als Kompromiss setze ich mich auf die vorderste Sesselkante, so dass mein Hintern halb im Raum schwebt.
»Ihre Mutter hat bei der Terminvereinbarung die Vermutung geäußert, Ihr Suizidversuch könnte etwas mit Ihrer Tante Hanne zu tun haben.«
Diese Hypothese hat meine Mutter mir auch schon unter die Nase zu kleben versucht. Deprimierend, dass eine online einigermaßen gut bewertete Therapeutin sich von so einfältiger Küchenpsychologie beeinflussen lässt.
»Ihre Tante Hanne hat sich das Leben genommen?«
Einfach einen Punkt durch ein Fragezeichen zu ersetzen, macht eine Tatsache nicht zur Frage, Frau Psychologin.
Ich zähle die Raufasern auf der Therapiezimmertapete.
»Können Sie sich an den Moment erinnern, als Sie vom Tod Ihrer Tante Hanne erfahren haben? Wie alt waren Sie da? Wie ging es Ihnen damit?«
»Wenn ich das Best-of klischierter Therapeutenfragen hören will, schaue ich *Freud*. Das ist auf jeden Fall unterhaltsamer.«
Die Therapeutin lacht. Das scheint ihre neueste Strategie zu

sein. Einfach lachen, wenn die Patientin etwas sagt, das ihr nicht in den Kram passt.
»Haben Sie Ihre Tante Hanne gut gekannt?«
Wenn die Therapeutin noch einmal »Tante Hanne« sagt, gehe ich. Stehe einfach auf und gehe. Keine Deutschlehrerin würde eine so eklatante Wortwiederholung in einem Aufsatz durchgehen lassen. Vor allem nicht von einem so bescheuert klingenden Wort. Tante Hanne. Tantehanne. Tanneanne. Als ob das ihr ganzer Name wäre. Und sie nur über ihr Tantendasein definiert.
Arme Hanne. Muss wieder als Sündenbock meiner Mutter herhalten. Egal, was schiefläuft in ihrem Leben, immer ist es Hannes Schuld. Schon vor dem Selbstmord.
Und jetzt wird Hanne auch noch zu meinem persönlichen Suizidguru erklärt. Dabei kannte ich sie kaum. Aber nee, klar: Almette sieht, was Tante macht, Almette macht's nach. Als ob ich keine eigenen Ideen hätte. Hanne hat in ihrem langweiligen Landleben wahrscheinlich nie eine U-Bahn gesehen. Sie ist eine dieser Statistikfrauen: Selbstmord mit Tabletten. Zudröhnen und dann einfach wegdriften. Weg des geringsten Widerstands. Ein bisschen lallen und dann Augen zu. So wie sie es schon jahrelang gemacht hatte, wenn sie sich das Hirn wegsoff. Wir könnten verschiedener nicht sein. Komasaufen ist einfach schlechte Zukunftsplanung. Wenn ich mich ab und zu doch zum Alkoholkonsum herablasse, denke ich an jede einzelne Hirnzelle, die ich gerade am Weghämmern bin. Was wohl von Hannes Hirn noch übrig war an dem Tag, an dem sie eine Packung Schlafmittel und eine Packung Antidepressiva geschluckt hat und das Ganze mit einer Flasche Wodka runterspülte?
»Was denken Sie, warum Ihre Mutter mir von Ihrer Tante erzählt hat?«, fragt die Therapeutin in mein Schweigen hinein, das sich auf alles gelegt hat wie dicke Flusen.
»Wenn sie schuld ist, ist meine Mutter nicht schuld.«

»An was?«
Meine Mutter behauptet immer, ich habe keine Geschwister, weil sie mir ersparen wollte, was sie mit Hanne durchgemacht hat. Jetzt hat sie wohl Angst, eine Hanne zur Tochter zu haben.
»Hanne war besser in der Schule als meine Mutter«, sage ich, »Intelligenter, hübscher, beliebter. Das ging meiner Mutter auf die Nerven. Dass sie im Vergleich zur großen Schwester immer dümmer, hässlicher und ungeliebter war.«
»Hmm«, macht die Therapeutin. Sie sieht abgelenkt aus. Sollte sie nicht nachfragen? Oder mit irgendeiner Art Analyse kommen?
Hanne im Dunkel des Schlafzimmers meiner Großmutter, ihr Körper eingesunken in einen großen Brokatsessel und eingehüllt in ein konturloses, schwarzes Seidengewand, das sie aus einem Kostümverleih für trauernde griechische Witwen geliehen hat. Ihr Make-up passt zum Outfit: dicke schwarze Mascaraschlieren von den verklebten Wimpern über die Wangen bis zum Hals. Ihren Lippenstift hat sie zu einer Clownsgrimasse verschmiert, als sie sich die Hand vor den Mund gehalten hat, um ihr Heulen zu dämpfen. Als sei sie zwei Personen: eine, die entgleitet, und eine, die sie in Schach hält.
Ich brauch was Stärkeres, sagt Hanne.
Du musst zur Tankstelle und mir was holen, sagt Hanne, ich brauch was Starkes, ich halte das sonst nicht durch.
Sie streckt ihre Hand nach mir aus. Rot von Lippenstift. Erwischt den Kragen meines Kleidchens, zieht mich zu sich ran. Legt ihre ganze zitternde Körpermasse um mich herum und ihren Mund an mein Ohr.
Mette, flüstert sie, bitte geh zur Tankstelle. Du musst mir helfen.
Ihre Hand presst einen Fünfzigeuroschein in meine. Wodka, sagt sie, oder Schnaps. Oder Rum. Was immer sie dahaben.
Wir sind allein im Schlafzimmer, die Trauergäste im Wohnzim-

mer. Hanne hat mich reingerufen, als ich auf dem Weg zur Toilette am Großmutterschlafzimmer vorbeiging. Exgroßmutterschlafzimmer. Die Großmutter haben sie in ein Erdloch abgeseilt und Matsch drübergeworfen.
Hannes Laserblick durchdringt meinen Schädelknochen. Ich kann ihn bis ins Stammhirn spüren. Es ist ein Mix aus Hunde- und Zombieblick. Die Augen groß und braun und furchterregend.
Ich stecke die fünfzig Euro in meine Strumpfhose unter das Blumenkleidchen. Schleiche mich durch den Gang am Wohnzimmer vorbei. Fische mir meine Lackschuhe aus der Schuhpyramide vor dem Eingang. Meine Großmutter hat immer darauf bestanden, dass jeder vor dem Haus die Schuhe auszieht. Selbst wenn der Papst käme, hat sie gesagt, müsste er die roten Kalbslederloafer draußen lassen wie alle andern auch.
Der Tankstellenwart will mir die Flasche nicht verkaufen. Wie alt bist du?, fragt er, doch höchstens acht.
Es ist für meine Eltern, sage ich, meine Oma ist gestorben und sie sind alle bei der Beerdigung. Und jetzt haben sie mich losgeschickt, weil sie keine Zeit haben.
Um Rum zu kaufen?
Es ist nicht für mich, sage ich, es ist für meine Eltern. Meine Oma ist gestorben.
Ich kann dir keinen Alkohol verkaufen, sagt der Tankwart.
Ich warte um die Ecke des Tankstellenhäuschens. Hüpfe im Matrosenkleidchen auf und ab. Es ist ein verregneter Herbsttag und ich habe vergessen, meine Jacke anzuziehen. Nach zehn Minuten bin ich klitschnass. Nach fünfzehn Minuten fährt ein Kombi vor und eine fünfköpfige Familie ergießt sich daraus auf der Suche nach Toiletten und Süßigkeiten. Ich schleiche mich hinter ihnen rein und greife nach ein paar kleinen Fläschchen, die in einem Werbeaufsteller neben der zweiten, unbesetzten Kasse

stehen. Als die Familie bezahlt, schleiche ich mich wieder raus. Meine Strumpfhose ist nass und voller Fläschchen, die mich beim Gehen unangenehm in den Unterleib piksen.
Mehr gab's nicht?, fragt Hanne, als ich mein Diebesgut vor ihr ausbreite.
Sie öffnet eins der Fläschchen und leert es in einem Zug, dann noch eins.
Streichelt mir über den Kopf und lächelt. Restgeld kannste behalten, sagt sie.
Sie leert die restlichen Flaschen bis auf eine, die sie sich unter das schwarze Gewand schiebt, bevor wir gemeinsam zurück ins Wohnzimmer gehen und uns unter die Leute mischen, als wäre nichts gewesen.

□ **Anonymous** 10/22/19(Tue)23:45:01 No.676073669

>die Macht, die du über eine Fotze hast, wenn sie glaubt, dass sie mit einem Chad spricht, das ist unglaublich, das ist wie Magie, die biegt und windet sich in alle Richtungen, nur um dir zu gefallen
>sie fotografiert alles, sie steckt sich die Kamera so tief in die Pussy, dass sie der Notarzt rausholen muss, nur weil du ihr sagst tiefer, tiefer
>ransomware.exe
>im Thread gibt es HATER, die mich dissen, weil ich einen Chad simuliere [IQ-Defizit]
>damit betrügst du alles, wofür wir stehen, du bestärkst diese Veronicas noch in ihrer Haltung, dass sie zu gut sind für einen wie uns, dass sie einen Chad verdient haben
>wä wä wä
>achtung_lerneinheit.exe: was meint ihr, wie sie sich fühlt, wenn sie rausfindet, dass Chad ihre Pussybilder verkauft?
>und sie an ihre besten Freundinnen schickt, ihre Eltern, ihre verdammten Kindergartenerzieherinnen
>das ist ein Lernprozess, versteht ihr, die brauchen eine Lektion, wie die Welt ist, wie die Welt wirklich funktioniert
>und dass ich dabei noch ein paar geile Titten sehe, ist nur ein wohlverdienter Nebeneffekt, hab ich recht, das ist die Cherry on top, aber das ist nicht der Grund, das ist nicht das Ziel, okay
>das Ziel ist AUFKLÄRUNG, die sollen lernen
>und die brauchen lange, bis die Wahrheit durchsickert, die brauchen länger als mein fünfjähriger Bruder
>der Femoid auf dem Bildschirm post für mich, räkelt sich dilettantisch, die Röllchen am Bauch eingesogen und trotzdem sichtbar, die Brüste schief und zu klein

>und ein Gefühl von WINNING überkommt mich, lässt mich anschwellen, meinen ganzen Körper, mein Herz, meine Wirbelsäule, meinen Schwanz
>WORD, schreibt einer
>und ich werde upgevotet
>WAHRHEIT
>mehr Upvotes
>man muss den Leuten die Sache nur erklären, man muss sich nur verständlich machen
>die Welt ist voller Schafe, die aufsteigen wollen zu Schäfern

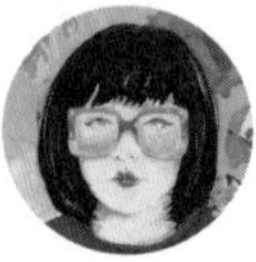

saycheese

Almette

Folgen

3678 Folge ich **10.6K** Follower **253.8K** Likes

> Heureusement que les femmes sont là,
> depuis que les hommes sont lâches.
> C'est toi la biatch!
>
> Akro, Marie Warnant »Les femmes sont là«

Heute ist alles wie früher. Die Welt hollywoodsepia. Keine ukrainischen Freundschaftshackerinnen. Nur Yağmur und ich in Yağmurs schwarzem Zimmer.

Stories for the Gram. »Quality Content«, lacht Yağmur, als ich mir den Träger meines Shirts um den Hals ziehe und in die Linse röchle. »Ich tagge Konstantin. Vielleicht kommt er, um dich einzuweisen.«

Ugh. Konstantin. Hat nach Mias Party angefangen, alle meine Posts zu liken. Kommentiert fast jedes Bild. Hat vorgestern du Schöne geschrieben. Wer unter fünfzig schreibt so was? Trotzdem hat es ein bisschen im Nacken gekribbelt, das Kompliment. Der hat bestimmt irgendwas Gaslightiges vor. Will mich in der Psychiatrie abgeben, wenn er mit mir fertig ist. Wo seine Exfreundin seit zwei Jahren vor sich hinlaucht.

»Solche Typen sind bestimmt ne Granate im Bett, die so schlaksig und schüchtern tun.«

Vom Gedanken an seinen nackten Heuschreckenkörper kriege ich E.-coli.

Filtern. Hochladen. Yağmur ganz konzentriert. Eine Haarsträhne fällt ihr ins Gesicht, sie streicht sie hinters Ohr. Fünf Sekun-

den lang ist sie verträumt, dann zieht sie eine Grimasse und zeigt dem Handy den Mittelfinger, weil es nicht macht, was es soll.
»Manchmal siehst du aus wie Rosalía.«
Rosalía ist so mindfucking schön, weil sie keine Angst hat, hässlich zu sein. Man sieht ihr den aufrechten Mittelfinger an, ohne dass er im Bild ist. Im Video zu *A Palé* gefällt sie mir am besten, allein unter Boytoys, die nach ihrem Beat tanzen. Springt von einem Shipping Container zum nächsten, eine Göttin in Slow Mo. Passt nie ganz in die Formensortierschachtel der Erwartungsmaschine. Lässt sich nicht rundschmirgeln. Ihre Hexennägel oder die goldenen Grillz, die in ihrem Gebiss blitzen. So viel Style müsste man haben. Aber dafür braucht man den richtigen Körper. Was an gutaussehenden Menschen skandalös geil ist, ist an mir Trollfutter.
Yağmur könnte so was tragen. Sie ist im iPhone-Bann. Grinst übers ganze Gesicht. Die Strähne vorm rechten Auge ist vergessen, sie tippt in Lichtgeschwindigkeit.
»Sve kommt vorbei«, sagt sie.

Wenn Sve was kann, sind es dramatische Auftritte. Ihre Haare fliegen. Schon wieder eine neue Neonfarbe, grün, die Spitzen silbergrauer Schimmer. Das Tempo genau so, dass ihr karierter Minirock hoch genug segelt, um tighte Boxershorts freizulegen. Sie lässt sich neben Yağmur aufs Bett fallen, schüttelt die Neonmähne – bloß nicht übersehen! Legt dann den Kopf auf Yağmurs Schulter und seufzt. Yağmur könnte nicht besorgter aussehen, sie ist wirklich manchmal leicht zu manipulieren.

»Hater«, seufzt Sve. Yağmur legt den Arm um sie und streichelt ihren Rücken.
Sve blickt tief in Yağmurs Sorgenfalte, setzt zum Rant an. Vergewaltigungsdrohungen, schon wieder, für ihr neues Confessio-

nal. Macho-Trolls. Incel-Broflakes. Angry White Men, die Angst vor ihrer weiblichen Sexualität haben.
Sve macht Confessional-Videos, in denen sie ihre Sexträume nacherzählt. #KinkTok. Ich kann mir die Dinger nie bis zum Ende anschauen, so cringe sind die.
»Die sind nur neidisch«, sagt Yağmur.
»Dann poste halt keine Confessionals mehr, wenn du weißt, dass die die Crazys aus ihren Höhlen locken«, sage ich.
Yağmurs Blick friert mir das Herz ein. Sie schüttelt den Kopf.
»Hmm«, sagt Sve, »du bist also für Selbstzensur, ja, Mette? Dem Willen des Bösen nachgeben und den Kopf gebeugt halten.«
Dem Willen des Bösen nachgeben?
»Erzählst du uns den Traum?«, bettelt Yağmur. Es wundert mich, dass sie das Video noch nicht gesehen hat. Sonst ist sie immer die Erste, die Sves Sachen likt.
»Er war ziemlich out there«, sagt Sve. Was für eine Überraschung.
»Nämlich?« Yağmur hat den Blick eines Sektenopfers bei der Audienz mit ihrem Guru. Gleich kniet sie nieder.
»Also«, sagt Sve und lehnt sich zurück, »es fängt an mit so nem Typen, ja, im Wald. Der trägt ein Hirschkostüm, aber kein billiges, Game-of-Thrones-Qualität. Und er läuft durch den Wald –«
»Gallopiert«, sage ich.
»Und er LÄUFT durch den Wald und seine Erektion ragt vor ihm auf, sie steht von ihm ab wie ein Wegweiser.«
»Teil des Kostüms«, frage ich, »die Erektion?«
»Schh«, macht Yağmur.
»Er ist auf der Suche«, sagt Sve, »nach einem Weibchen.«
»Neeee, echt«, sage ich. Eiskönigin Yağmur hackt mir gleich die Zunge ab.
»Und er massiert sich im Gehen den Schwanz, damit er hart bleibt.«

»Klar«, sage ich.
»Kannst du sie jetzt mal ausreden lassen?«
Ich stelle mir vor, wie Yağmur vor Sve niederkniet und feierlich Räucherstäbchen anzündet.
»Jetzt wird's erst richtig strange«, sagt Sve. Ich beiße mir selbst die Zunge ab, damit es Yağmur nicht machen muss.
»Eine Frau auf einem Baum. Im Vogelkostüm, Federn überall. Aber so, dass man darunter ihren Körper trotzdem ganz genau sieht, die Brüste, den Hintern.«
Yağmur nickt. Bewegt sich millimeterweise auf Sve zu. Jedes Mal, wenn ich schaue, ist sie näher dran.
»Die Frau ist rund, weich und braun. Wie ein Kiwi.«
»Kiwis können nicht fliegen«, sage ich. »Wie ist sie auf den Baum gekommen?«
»Es ist ein Kostüm, Almette.« So sehen sich Eltern von Kindern in der Trotzphase an. In der Verzweiflung vereint. Als ob sie eine einzige Person wären.
»Jedenfalls sieht der Hirschmann sie, ihre runden Pobacken und ihre riesigen fedrigen Brüste und sein Schwanz richtet sich hoch zum Ast, auf dem die Vogelfrau sitzt. Die ist gerade dabei, mit geschlossenen Augen ihre Vulva ganz langsam an einem Astknorpel zu reiben.«
»Also den Baum zu vögeln, im wahrsten Sinne des Wortes«, sage ich.
Die Trotzkindeltern würdigen mich keines Blickes mehr. Sve checkt demonstrativ ihr Handy und swipt.
»Sve.« Gleich lässt sich Yağmur von ihr zur Anhängerin auf Lebenszeit taufen. »Erzähl weiter, bitte.«
»Na, das ist alles zu viel für ihn, die ist zu sexy, die ist so glücklich mit sich selbst, das kann er nicht verarbeiten. Er kommt sofort, spritzt die ganze Frau voll und rennt weg. Aber die hat so viel Spaß mit dem Baum und sich selbst, die hat den gar nicht be-

merkt. Später muss sie sich nur sein Sperma aus den Federn waschen, das nervt.«

Stille. Sve swipt auf ihrem Handy. Yağmur glüht.

»Ich wünschte«, sagt sie, »ich könnte auch so offen über meine Fantasien reden.«

»Offenheit ist die einzige Waffe in einem Land der Zensur. Da lernt man früh, dass Ehrlichkeit Freiheit bedeutet.«

»Nicer Insta-Slogan«, sage ich, und Yağmur keift mich an: »Damn, Mette, du bist so verklemmt. Du würdest nie zugeben, was du wirklich sexy findest.«

»Ich brauche zumindest keine Tierkostüme, um es interessant zu machen.«

»Du weißt doch gar nicht, was du brauchst, wenn du noch nie was hattest«, sagt Sve.

Ich checke mein iPhone. Eine ungelesene SMS. Ugh. Meine Mutter ist die Einzige, die noch SMS schreibt.

Unbekannte Nummer.

Ich hab was für dich.

Wer ist das?

Rate mal.

Ich blockier dich.

Mette. Denk mal nach.

Sag mir, wer du bist oder ich blockier dich.

JO! WER SONST? Du bist doch normal nicht auf den Kopf gefallen.

Da muss ich wohl Mia einen Vortrag über Privatsphäre und das Weitergeben von Telefonnummern halten.

Die kann das Wort Privatsphäre nicht mal buchstabieren.

Ich kichere.

»Wem schreibst du?« Oh, Yağmi, du sprichst wieder mit mir. Man muss dich also nur ein bisschen ignorieren.

»Konstantin«, sage ich, »du hast seine Obsession befeuert, als du ihn getaggt hast.«

Yağmur und Sve schauen selig auf mich runter wie auf einen Gorilla, der gerade das Nachrichtentippen gelernt hat. Alle Bitchiness ist evaporiert.
»Dir blitzen die Hormone aus den Augen.« Danke, Sve, für diesen Beitrag.
Also, schreibt Jo, kommst du vorbei?
Ich kann Yağmurs Blick spüren. Lege einen Verliebtheitsfilter über mein Gesicht. Checke ihre Reaktion aus den Augenwinkeln. Sve will ihr was auf ihrem Handy zeigen, aber sie reagiert nicht. Geht doch.
Warum?, tippe ich.
Ich hab was für dich, hab ich doch gesagt.
»Schau sie dir an«, sagt Sve, »unsere zukünftige Mrs Konstantin von den Linden. Das ist ein historischer Moment. Wir sind Zeugen einer epischen Liebesgeschichte.«
Unsere?
Was?, schreibe ich.
Komm vorbei, wenn du es rausfinden willst.
Whatever.
Morgen nach der Schule?
Ok.
Sve springt auf und dreht die Musik lauter.
Du gehst mit Mia mit, ich regle das.
Ugh, muss das sein?
Was glaubst du, was deine Erzeuger sagen, wenn du dich mit einem 10 Jahre älteren Mann triffst? Eltern darf man nicht aus ihrer eingefahrenen Stumpfheit holen, sonst machen die einem zu viele Probleme. Man muss ihr Weltbild aufrechterhalten. Also, die Storyline ist: Du triffst dich mit Mia wie ein braves Mädchen. Du musst sie höchstens ne Viertelstunde aushalten, dann rette ich dich, versprochen.
Yağmurs Bluetoothlautsprecher dröhnen. Die Luft plötzlich vol-

ler ausgestreckter Gliedmaßen und rotierender Hinterteile. Sve und Yağmur tanzen auf dem Bett. Akro, *Les femmes sont là*. Sves Hand in Schlangenlinien durch die Luft, landet auf Yağmurs Hüfte, gleichgeschaltete Bewegungen, ein Rhythmuskörper mit zwei Köpfen. »Heureusement que les femmes sont là«, grölt Akro, grölt Sve, grölt Yağmur. Ihre Münder verzerrt vom Lachen, nur wenige Zentimeter voneinander entfernt.
Ich gegenüber auf dem Teppich, komplett andere Umlaufbahn. Das Bett wackelt. C'est toi la biatch, du bist die Bitch. Das dumpfe Wissen, dass sie damit mich meinen. Sve lässt Hüften kreisen, die sie gar nicht hat. Neongrüne Haare peitschen durch die Luft und treffen Yağmur im Gesicht, die das nicht zu stören scheint, im Gegenteil, sie beißt zu, erwischt eine Strähne, schüttelt den Kopf mit ihrer Beute. Wie sie wohl schmecken. Nach Vape und Pfirsichshampoo. Yağmur könnte das beantworten, wie Sve schmeckt. Jedes verdammte Körperteil.
Da sind sie wieder, die Mädchenklofliesen. Lassen sich nicht ausblenden, kommen mir hoch wie Papas zucker- und gelatinefreie rote Grütze.
Braun-weiße Fliesen, braun und weiß im Wechsel, braun und weiß wie die beiden Gesichter, die sich davor aneinanderpressen, die beiden Körper, die sich ineinander verschränkt haben, braun und weiß wie Yağmur und Sve im Mädchenklo, verkeilt, untrennbar. Ihre Münder vakuumverklebt. Und ich komme rein, schaue in die Sonnenfinsternis, braun-weiß. Sve löst ihre Lippen von Yağmur und sagt: Bisschen Privacy, bitte?
Zieht dabei die Tür mit ihrem Queen-Bee-Divenblick vor meiner Nase wieder zu. Und ich stehe vor der verschlossenen Tür und sehe nur noch Fliesen, drehe mich um und renne zur Bahn, mit zusammengekniffenen Augen, renne in Leute hinein. Renne den Weg, bei dem Yağmur sonst immer dabei war.
Im Zug Heulen und Schienenstarren, Heulen und Schienenstar-

ren, zum Glück ist es nicht voll und ich habe den Vierer für mich allein. Den Vierer werde ich jetzt immer für mich allein haben. Yağmur wird mich nach der Schule allein nach Köln schicken. Fahr du schon mal vor. Ich muss noch aufs Klo im obersten Stock, ich hab da noch was zu erledigen, ich muss da noch kurz meine Zunge in einen Erdbeermund stecken.
Zwei Tage vorher hatte sie mich in der kleinen Pause abgefangen und am Ärmel in dieselbe Toilette gezogen: Ich muss dir was sagen. Und ich hab mich gefreut, weil ich dachte, dass sie mir was Geheimes erzählen wollte, das sie Sve nicht erzählt, ich hab gedacht: eins zu null für mich.
Was'n los, Yağmi?, habe ich gefragt. Im Flüsterton, obwohl das Klo außer uns leer war.
Ähm, hat sie gesagt und dann in die Ecke über dem Händetrockner gestarrt, in der eine Spinne an ihrem Netz arbeitete.
Ich habe meine rechte Hand auf ihre linke gelegt. Ihre Fingernägel frisch lackiert, jeder Nagel in einer anderen Neonfarbe. Das ist neu, habe ich gedacht.
Du kannst mir alles sagen, Yağmi, das weißt du.
Plötzlich das Gefühl, dass wir uns in einer amerikanischen Highschool-Serie befinden, die Spinne über dem Händetrockner eine Kamera. Und wir spielen diese Szene: eine Schülerin, die ihrer BFF ein Geheimnis anvertraut. Etwas Tiefgreifendes, das alles verändert.
Wirklich alles.
Ich habe ihr tief in die Augen und dann in die Kamera gesehen. Und sie hat geantwortet: Sves Arm. Sie hat doch da so eine Stelle.
Ich wusste, über welche Stelle sie redete. Jeder redete über die Stelle. Ein ovaler, überraschungseigroßer Fleck an ihrem linken Unterarm, aus dem Haare wachsen, so dicht und lang und grau wie ein Shaggy-Teppich.

Best day of my life. Nicht nur vertraute Yağmur mir allein ein Geheimnis an, es ging auch noch um Sves hässlichen Mutantenauswuchs.
Alle finden die eklig, sagte Yağmur und ich nickte. Und ich, sagte Yağmur, kann an nichts anderes denken, als mit der Zunge drüber zu lecken.
What?
Die Szene fühlte sich fehlimprovisiert an. Halte dich ans Skript, wollte ich sagen. Du ruinierst den Handlungsbogen.
Na, sagte Yağmur. Sie senkte die Augen. Schaute dann zu mir auf.
Na was?, sagte ich.
Na weil ich, sagte Yağmur. Das gleiche Spiel: runterschauen und dann wieder hoch.
Was, Yağmi? Bist du pervers oder was?
Nee, sagte Yağmur, nur verliebt.
Die braun-weißen Fliesen in meinem Kopf über den Schienen. Yağmur liebt Sve. Und dann die Idee vom U-Bahn-Stunt. Das wird ihr zeigen, was sie gerade verliert.
Und es funktioniert. Erst mal. Im Krankenhaus fällt mir Yağmur kreideweiß um den Hals und lässt Sve draußen warten, stundenlang. Küsst meine Hand und sagt immer wieder Mette, Mette, o mein Gott, Mette, ich dachte, du wärst tot.
Mit ganz verheulten Augen.
Und jetzt. C'est toi, la biatch.
Auf den Bettplaneten passe ich nicht mehr, die Fronten sind klar. Sve zieht Yağmur zu sich ran. Ihre Unterkörper haften aneinander. Sie starren sich an, Auge gegen Auge, Sve lässt ihren Blick nicht los. Und Yağmur hat dieses bescheuerte Grinsen, ihr Liebesfilmgesicht. Über das ich sonst kichere, wenn wir zusammen Netflix schauen. Bei der Szene, in der das Paar kurz vorm Küssen ist und die Blicke sich ineinander biegen. Da schaue ich statt auf

den Bildschirm immer auf Yağmur, und kichere über ihr hormoniges Gesicht.
Yağmur legt ihre Arme um Sves Nacken.
»Rrrrrufff«, belle ich, so laut ich kann. Stelle mich auf alle viere.
»Rrrrrruffffff!«
Ich knurre, c'est moi, la biatch, und setze zum Angriff an.
Yağmur lässt die Arme fallen und dreht sich zu mir um.
»Rrrrufff«, mache ich, springe mit den Vorderbeinen aufs Bett und beiße sie ins Bein, zerre an ihrer Hose. Yağmur lacht, ihre Hand legt sich auf meinen Kopf und wuschelt mir durch die Haare. »Rrrufff«, knurre ich in ihr Hosenbein hinein.
»Sei brav, Mettchen«, sagt Yağmur und streichelt meinen Kopf. »Sitz, Platz, mein dummes Hundemädchen.«
Und Sve hört auf zu tanzen.

□ **Anonymous** 11/03/19(Sun)13:52:12 No.225785543

>ich seh sie aus dem Auto steigen, meine Soldatin und die happy fucking Family
>das wärmt mir das Herz, das ganze Potenzial, das da aus dem Auto schwabbelt, der sieht man die Lernfähigkeit richtig an, die schreit nur so nach einem, der ihr zeigt, wos langgeht
>gefickteingeschaedelt.jpg
>jetzt sind sie unten im Garten, meine motherfucking Mother blamiert mich mal wieder mit ihrem idiotischen Brainfart-Gelaber, sie erzählt irgendwas von ihrem Bockshornkleebeet, Mette verzieht das Gesicht und macht Grimassen [gutes Mädchen], sie schaut zu meinem Fenster, aber sie kann mich nicht sehen, oder vielleicht doch, fuck, dann funktioniert die Folie nicht
>sie hebt die Schultern und schüttelt den Kopf genau in meine Richtung, das hat das Muttertier gesehen, verdammte Scheiße [pass doch besser auf], sie fragt was, das ich nicht verstehen kann, und Mette sagt laut, was für ein schönes, gemütliches Haus
>das kauft sie, das geht rein wie Butter
>crisis_averted.exe
>warum dauert das so lange
>die sind unten im Haus, wo bleibt Mette, essen die jetzt etwa noch, ich hab extra Pizza bestellt, die wird jetzt kalt, ich schicke Mette ein Foto von der Pizza und ein Sadface, sie schickt ein Foto von einem GRÜNKERNBRATLING und ein Cryingface, o Mann, schreibe ich, sorry, dass ich dich da reingezogen habe
>als sie endlich die Treppe hochtrampeln, kann ich den Mia-Laberschwall hören, der mit ihnen nach oben schwappt, noch ein Grund, mich bei Mette zu entschuldigen, später
>es klopft, ich reiße die Tür auf und will schon einen Spruch klop-

fen über Verabredungen und dass ich sie hole, wenn es passt, und nicht umgekehrt, aber es ist meine Mutter, fuck, sie hat einen Teller in der Hand
>ich will nix, sage ich und will die Tür wieder zumachen, aber sie steht im Weg, sie lächelt und legt den Kopf schief, ach Jo, sagt sie, ach Joschilein
>nenn mich nicht so, sage ich und meine Stimme ist tief und laut, das hab ich dir schon tausendmal gesagt
>okay, Joshua, sagt sie, immer gibt sie sofort nach, sie ist wie der Slime von meinem kleinen Bruder, formbar und klebrig
>mein lieber, liebster Joshua, sagt sie, fuck, sage ich, hör auf, sage ich, aber das stachelt sie nur noch mehr an, du weißt, sagt sie, dass ich dich immer lieb haben werde, egal, was du machst, und mir wird der Kopf heiß und der Körper hart, du bist toll, genauso wie du bist, sagt sie und mir rutscht die Faust aus, sie landet direkt neben ihrem Kopf an der Wand, in der Wand, sie hinterlässt einen kleinen Krater, und die Mutterpupillen weiten sich, aber das Muttertier bewegt sich nicht, auch nicht sein Lächeln, es sitzt fest
>Joshua, jammert es, wo bist du hin, was ist da gerade passiert?, und ich denke: DU bist passiert mit deiner scheiß Freundlichkeit, deiner idiotischen Naivität, DU bist passiert
>als die Tür endlich wieder zu ist, kann ich Mia hören, ihre piepsige Puppenstimme, so ein Psycho, sagt sie, was willst du mit dem, der ist wie ein kleines Kind, der hat ständig Trotzanfälle, vorgestern hat er mein iPad an die Wand geschmettert, dass der Touchscreen in tausend Teile zersprungen ist, nur weil ich die falsche Musik anhatte
>halte dich lieber von dem fern, Mette, sagt sie, und Mette sagt nichts, Mette schweigt
>verraeterin.jpg
>ich mache die Tür ganz leise auf und stehe plötzlich im Zim-

mer, dass ihnen alles aus dem Gesicht fällt, Mann Jo, sagt Mia, kannst du mal anklopfen

>madame, sage ich zu Mette und strecke die Hand aus, um ihr vom Boden aufzuhelfen, Sie haben eine AUDIENZ gebucht, und Mette lacht und dreht sich nicht mal mehr zu Mia um, würde mir überallhin folgen

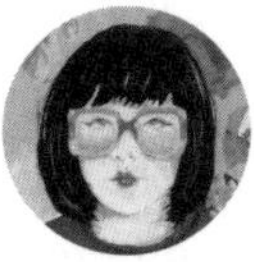

saycheese

Almette

Folgen

3988 Folge ich **10.7K** Follower **254.1K** Likes

»Sorry«, sagt Jo, »für die Grünkernbratlinge.« Und hält mir ein Stück Pizza hin. Kalt und labbrig, trotzdem gut.
Hundertpro hat er im Schrank nur T-Shirts mit selbstgedruckten Slogans. Auf diesem steht: *We live in a society*. Dazu wahrscheinlich zwanzig gleiche Basketball-Shorts. Immerhin diesmal ohne Flecken. Und er riecht frisch geduscht.
»Doppelt sorry«, sagt er, »für die Zeit mit der Wannabe-Stacy. Das muss hart für dich sein, mit so einem Airhead mehr als fünf Minuten zu verbringen.«
»Wannabe-was?«
»Hab ich extra für dich bestellt. Napoli mit extra viel Sardellen.«
»Hast du meinen Lieferando-Account gehackt?«
Plötzlich sieht er aus wie ein Fünfjähriger, der schief durch zwei Zahnlücken grinst. Dem man nichts übelnehmen kann.
»Mia ist eine verwöhnte Heulsuse. Glaub kein Wort von dem, was sie dir sagt.«
»Keine Sorge«, sage ich, Mund voll Napoli. Ein Käsefetzen seilt sich auf meine Jeans ab, ich lege meine Hand drüber. Hoffentlich hat Jo das nicht gesehen. »Ich hab einen Stromlinienfilter im Kopf. Wenn Mia spricht, ersetzen meine Ohren das mit Warteschleifenmusik. Hab kein Wort gehört, das sie gesagt hat.«
Jo grunzt beim Lachen. »Du bist lustig, Mette«, sagt er, »du bist echt richtig lustig.«
Mein Blick schießt durchs Zimmer, das Gesicht kribbelt. Es ist

aufgeräumter als beim letzten Mal, die Bücherstapel sind noch da, aber die Chipspackungen sind weg.
»War das Zimmermädchen da?« Ich brauche einen Lösch-Button für zu schnell gesagte Sätze. Peinliche Witze sofort löschen wie bei Snapchat.
»Das Problem ist«, sagt Jo, »dass das Establishment Dummheit belohnt. Sheeple wie Mia kriegen alles, weil sie nichts hinterfragen, die lassen sich komplett instrumentalisieren. Wie du sagst, absolute Stromlinie. Aber Leute wie wir, die smarter sind, die verstehen, dass da was nicht stimmt an der Gleichung, die werden als Loser abgestempelt, als wertlos, als Freak. Wer nicht mitmacht beim universalen Brainwashing, hat verloren.«
»Ich kann auch ziemlich hirnlos sein.«
»Mette.« Plötzlich ganz nah. Sein Atem kitzelt an meinen Oberlippenhärchen. Ich sollte mal mit Yağmur zum Threading.
Jos Augen sind blaugrau. Ich versuche, nicht zu blinzeln.
»Du bist supersmart, Mette. Du bist eine der smartesten Personen, die ich kenne. Was meinst du, warum ich dich ausgesucht habe?«
»Ausgesucht?«
Mein Gesicht ist heiß, bestimmt rot. Ich will ins Bad und es im Spiegel checken, mit kaltem Wasser runterkühlen.
»Ich hab was für dich«, sagt Jo. Rückt von mir weg, setzt sich an seinen Rechner. Zieht einen zweiten Stuhl neben sich. Als ich mich hinsetze, berühren sich unsere Knie. Angst, nach Schweiß zu riechen. Ich rutsche an den Stuhlrand.
Jo öffnet seinen YouTube-Account. *Mfkn Memelord.* Knapp 85 000 Abonnenten. Wow. Sve wäre vor Follower-Neid farblich nicht mehr von ihren Haaren zu unterscheiden. Jo spielt einen seiner Clips ab. Vor drei Tagen gepostet, über zwanzigtausend Views. Sein Setup ist professionell, zwei große Monitore, hohe Auflösung. Aber das Video ist verpixelt und verwackelt, Über-

wachungskamera-Footage von einem Bahnsteig. Die U-Bahn fährt ein, silbern, irgendwie amerikanisch, vielleicht auch asiatisch. Die wenigen Menschen am Gleis nicht so klar zu erkennen, sie bewegen sich in Richtung Türen. Eine Person geht in die falsche Richtung. Hat einen Stock vor sich ausgestreckt, klopft sich dicht an der Bahn entlang. Ein Blinder. Wo der nächste Wagen anfängt, tastet sein Stock in die Lücke zwischen den Waggons. Der Mann tritt mit einem großen, sicheren Schritt ins Nichts, verschwindet zwischen den Wagen, im schwarzen Loch des Schachts. In diesem Moment fährt die Bahn an.

»What the fuck!« Meine Finger krallen sich in die Schreibtischplatte, die Bahn fährt weiter, fährt ab, fährt dort rüber, wo der Blinde liegen muss, dann plötzlich Schnitt, eine weitere U-Bahn-Haltestelle, aber ganz anders, ein anderes Land. »Fuck!«

Jo hält das Video an. Er sieht enttäuscht aus.

»War das Absicht?«, frage ich, »hat er das absichtlich gemacht?«

»Nee«, sagt Jo, »glaube nicht. Der hat gedacht, da sind die Türen.« »Aber warum hat ihn keiner gewarnt?« Meine Stimme zittert, mein ganzer Körper zittert. »Warum hat der Typ hinter der Kamera nichts gemacht? Jemand hätte doch rufen können, jemand hätte ihm doch sagen können, dass da keine Tür ist.« »Da war niemand«, sagt Jo, »hinter der Kamera. Oder er hat's nicht gesehen. Niemand hat's gesehen.«

»Was ist das für ein Scheißvideo? Was soll das?«

»Chill mal.« Jo startet das Video wieder. »Du musst es schon fertig schauen. Alter, bist du empfindlich.«

Diesmal ist der Bahnsteig überfüllt, die Menschen haben eine dunklere Hautfarbe. Vielleicht Indien. Die Bahn fährt links ein, alles passiert gleichzeitig, eine Figur katapultiert sich aus der Masse heraus, die Arme über den Kopf gestreckt, als wäre das Gleis ein verdammtes Dreimeterbrett. Sie landet direkt vor der Bahn, die sie mitschleift.

»What the fuck?« Meine Stimme bricht mir weg, ich will nicht heulen. Ständig fange ich in letzter Zeit an zu heulen. Ich presse die Tränen weg. Cool bleiben. Kein Opfergehabe. »Was soll das, Jo, ehrlich! Das ist nicht lustig. Soll das ne abschreckende Wirkung haben, oder was?«
»Nee«, sagt Jo und grinst, »überhaupt nicht. Im Gegenteil.«
Er pausiert das Video, die nächste U-Bahn-Haltestelle gefriert.
Ich schiebe den Stuhl weg.
Das dringende Bedürfnis, ein Make-up-Tutorial zu gucken. Make-up-Mädels sind eine Alien-Spezies, durchgängig preppy und gut gelaunt. Ihre Probleme sind wie Sudoku, immer lösbar und immer nach dem gleichen Prinzip. Nicht mal Yağmur weiß, dass ich mir fünfzehn Minuten Smokey Eyes reinziehe, wenn das Loch in meiner Seele zu groß wird. Nichts passt weniger zu meiner Brand. Man kann nicht radikal anti Bimbo sein und dann Bibis Beauty Palace folgen.
Ich gehe rüber zum Fenster. Schiebe dicken, schwarzen Stoff zur Seite. Auf der Straße ist nichts los, nur eine alte Frau bewegt sich in Slow Mo über den Bürgersteig.
»Was hast du für komische Vorhänge?«
»Film-Molton«, sagt Jo, »zum Verdunkeln. Für meine Videos.« Er deutet in die Zimmerecke. Silberne Equipment-Koffer und ein großer Scheinwerfer.
»Ich will mir das nicht anschauen«, sage ich.
»Ich versprech dir, es wird dir gefallen.«
»Das bezweifle ich.«
»Vertrau mir.«
Die alte Frau kriecht über die Straße. Es macht mich fertig, wie langsam sie ist. So alt möchte ich nie werden, dass ich die simpelsten Dinge nicht mehr auf die Reihe kriege. Meine Oma ist am Ende wie ein Säugling gewesen. Man musste ihr immer was in den Mund stecken, damit sie aufhörte zu schreien.

»Komm schon«, sagt Jo, »das härtet ab. Es hilft nichts, die Augen vor der Realität zu verschließen.«
Endlich hat die Schnecke das Ende der Straße erreicht, biegt ab und ich muss sie nicht mehr sehen.
»Okay, dann stell dir eben vor, es ist nicht echt«, sagt Jo, »alles Schauspieler. Alles nur ein Film.« Seine Stimme hohl vor Enttäuschung. Bestimmt denkt er: zu jung. Zu zimperlich.
»Ich dachte, es hilft nichts, die Augen vor der Realität zu verschließen?«
Er grinst, als ich mich wieder neben ihn setze, diesmal rücke ich nicht weg. Sein Gesicht leuchtet. Ein Fünfjähriger mit Dreitagebart, der mir unbedingt sein neues Spielzeug zeigen will. Der froh ist, dass ich da bin.
»Gutes Mädchen«, sagt er, »starkes Mädchen.«
Bei diesem Video ist die Qualität besser, man kann den Mann gut erkennen am Bahnsteig, nahe der Kante. Er ist in Jos Alter, aber muskulös. Schwarze glatte Haare, gelangweilter Blick. Er checkt sein Handy, schaut in den Tunnel, ob die Bahn kommt. U-Bahn-Scheinwerfer am rechten Bildrand. Links tauchen drei Männer auf, ähnliches Alter. Schlendern auf den Mann zu und stoßen ihn auf die Gleise. Gehen weiter. Nebensächlich sieht das aus, als würden sie nur saubermachen, Müll über die Kante kehren.
Die Bahn rollt über ihn drüber, da ist nichts mehr zu machen.
»Fuck«, sage ich, »fuck, fuck, fucking fuck.«
Diesmal hält Jo das Video nicht an, es geht direkt weiter. Einer, der selbst springt, dann einer, der rückwärts fällt, weil er telefoniert und abgelenkt ist.
»Fuck«, sage ich. Ich wende den Blick nicht ab.
»Siehste«, sagt Jo, »geht doch.«
»Gleich kommt's«, sagt er. Am Balken sieht man, dass das Video gleich zu Ende ist.

Schnitt, eine neue U-Bahn-Haltestelle, rote Schilder, braune Fliesen, am Boden ein kotzegelber Streifen. Hansaring, das ist der Hansaring.

»Fuck«, sage ich, und da bin ich, Almette Odenthal, da komme ich ins Bild gelaufen, über die hässlichen Bodennoppen, da bin ich, klein, weil die Kamera von oben filmt, von weitem. Ich sehe aus wie irgendein Mädchen, Pferdeschwanz, grauer Hoodie, Jeans, Rucksack. Ich schaue mir zu, wie ich über den Bahnsteig gehe. Ich dachte, ich wäre direkt in den Schacht gelaufen, aber das stimmt nicht. Erst gehe ich einen Moment den gelben Streifen entlang, setze einfach einen Fuß vor den anderen. Als wäre ich hier wie jede andere auch, auf dem Weg irgendwohin, zum Tubaunterricht oder zu einem low-key Date. Ich hätte einfach die Bahn nehmen können und niemand hätte was gemerkt, ich hätte mir die Salzstriemen aus dem Gesicht wischen können und die Nase schnäuzen und dann in die Bahn steigen und irgendwo ankommen.

Jetzt werfe ich meinen Rucksack ab und springe.

Zwei Typen am Gleis, ein paar Meter von mir entfernt. Ihre Köpfe schnellen in meine Richtung, dahin, wo ich gerade noch gewesen bin. Vollkommen schockiert. Deren Hirne kommen nicht nach, die verstehen die Welt nicht.

In meinem Kopf hallt seine Stimme vom Bahnsteig zu mir runter: Bist du behämmert?

Ich konnte in dem Moment nur seine Silhouette sehen gegen das Leuchtstoffröhrenlicht, aber jetzt im Video sehe ich ihn richtig, er hat schwarze Haare und einen durchtrainierten Körper wie der Typ, der vorhin vor die Gleise gestoßen wurde, er könnte sein Bruder sein. Vielleicht ist er sein Bruder.

Wir müssen die Polizei rufen!

Das war der Andere. Der Ängstliche.

Dann wieder der Erste: Steh auf!

Wütend, vor allem wütend.
Im Video gibt es keine Stimmen, alle sind wir stumm, auch die Bahn hört man nicht, die durch den Tunnel kommt. Man sieht nur, wie der Erste sprintet, nachdem er gerafft hat, was gerade passiert ist. Wie er am Vorsprung steht und runterschaut. Der Andere bleibt hinter ihm zurück, hinter der gelben Linie, und holt sein Handy raus. Der Erste setzt zum Sprung an.
Nee!, hat jemand gerufen, mach's nicht!
Und ich dachte noch, wie unhilfreich dieser Satz war. Gemacht hatte ich es ja schon, es war ja alles längst passiert. Aber ich war nicht gemeint, sondern er.
Da war er. Kam neben meinem Kopf auf. Schottersteine trafen mich im Gesicht und er fing an, an mir zu zerren. Als seine Hände unter meine Arme griffen, zitterte ich, ich hörte die Bahn im Tunnel, fuck, dachte ich, was mache ich hier eigentlich, dachte ich, und dann klammerte ich mich an ihn und half nach, dass er mich hochheben konnte, er hievte mich auf die Kante und sich hinterher, und dann lagen wir auf den dreckigen Noppen, und ich umklammerte ihn mit zugepressten Augen und roch die U-Bahn-Pisse und seine Angst und seinen Körper.
Im Video sieht man eine Traube Menschen um uns. Ich kann mich nicht an sie erinnern. Das Video ist überhaupt ganz anders, wie eine komplett andere Version der Wirklichkeit, viel sanfter und wichtiger und weniger Ekel erregend. Der Hansaring ist nicht einfach nur der Hansaring, er ist irgendwie übergeordnet, meta, diese schicksalshafte U-Bahn-Haltestelle in jedem von uns, und ich bin nicht einfach nur Almette, ich bin eine Todesmutige, eine, die gerettet wird, die es wert ist, gerettet zu werden. Von einem Helden, von einem, der sein Leben riskiert.
Als er mich über die Kante schiebt, setzt Filmmusik ein, eine Horde Streicher. Und das Bild zoomt auf uns, wie wir zusammensinken, seine Hand streicht über meinen Kopf, streichelt

mein Haar, ich bin eine lang Geliebte, eine, für die er alles tun würde, und nicht irgendeine Fremde, die er zufällig vom Gleis gezerrt hat.

Die Musik schwillt an und ich hab Tränen im Gesicht. Und so ein Gefühl von Wahrheit, mein Herz rast und meine Brust ist eng, ich kann kaum atmen.

»Heul nicht«, sagt Jo, »schau dir lieber die Kommentare an. Du bist der Star der Compilation, achtzig Prozent der Comments sind zu deinem Video. Es sticht raus, es ist was Besonderes. Nicht so ein nullachtfünfzehn U-Bahn-Rettungsvideo, das man schnell wieder wegklickt. Es berührt die Leute, es prägt sich ein. »Das Video am Ende«, liest er vor, »Pipi in den Augen. Mein Herz blutet für sie. Was für ein Glück, dass er da war.«

Der Mann vom Gleis. Der Lebensretter. Kian Daatis mit zwei A. Er wolle hören, ob es mir gut gehe, hat der Polizist ausgerichtet, und mir seine Nummer diktiert. Ich hab sie nicht notiert. Mmh, hab ich gesagt, ja, okay. Und so getan, als hätte ich sie eingetippt.

»Hörst du mir zu«, sagt Jo. »Die Leute erkennen was in dir. Du machst was mit denen.«

Wenn ich angerufen hätte, hätte Kian Daatis mir Fragen gestellt. Oder ewige Dankbarkeit verlangt, tit for tat. Ich hab dich ja nicht drum gebeten, hätte ich sagen müssen. Wir hätten beide das Bild vor Augen gehabt von meinem Wabbelkörper, den er über die Kante hieven muss. Jetzt hab ich nen Rückenschaden und ne posttraumatische Belastungsstörung, hätte er gesagt, und für was.

»Die Radikalität deiner Überzeugung«, sagt Jo, »ist beeindruckend. Hat mich an die frühen Performances von Marina Abramović erinnert. Bevor sie sich an den Mainstream verkauft hat. Die hat sich mal auf der Bühne mit einer Rasierklinge langsam den Bauch aufgeschnitten. Hat es nur überlebt, weil irgendwann jemand aus dem Publikum den Notarzt gerufen hat. Aber das Risiko ist sie eingegangen, verstehst du? Wie du.«

Ich schiebe die Videoleiste zurück. Kian und ich, ganz anders, als ich mich erinnere. Mythische Figuren. Kian Daatis und die Rettung der Almette. Ich sehe sogar irgendwie schön aus, wie ich in seinen Armen liege, als ob sein Alphakörper meinen mit Appeal angesteckt hätte. Die Musik schwillt an und ich will mich wieder an ihn klammern, seine Hand in meinen Haaren. Ich hatte ihn aus der Erinnerung geblockt wie eine peinliche Aktion, wie einen Post, den man sofort wieder löscht. Dabei war der so schön, dieser Moment.

»Du könntest bei YouTube und TikTok so abgehen, Almette«, sagt Jo. »Den Püppchen den Kampf ansagen, die die Leute mit gefilterten Fotos belügen. Du zeigst, wie die Welt wirklich ist. Hart und ungerecht. Wie du es in deinem Rant beschrieben hast. Wie du es auf den Schienen demonstriert hast. Mit der gleichen Überzeugung. Dass du es ernst meinst und durchziehst, ohne einen Gedanken daran zu verschwenden, ob du gerettet wirst.«

Ich will den Schieber noch mal an den Anfang ziehen, den magischen Moment wiederholen, Kian und ich und unsere Zuschauer, aber Jo legt seine Hand auf meine. Druck auf meinen Zeigefinger. YouTube geschlossen.

»Alles, was du brauchst, sind mehr Follower. Die hab ich. Ich kann dich mit meinen Plattformen in kürzester Zeit auf Ad-Level pushen. Du glaubst nicht, wie viel Kohle du verdienen kannst, wenn du ein bisschen kreativ bist. Ich hab auch schon ein paar crazy Ideen für dich, das wird lustig, glaub mir.«

Über zwanzigtausend Views für mich und Kian, für die Rettung der Almette.

»Wo hast du es her?« Der Gedanke kommt mir plötzlich. Wie er überhaupt an diese Videos gekommen ist. U-Bahn-Footage aus sechs Ländern. Und dass er es war, der sie zusammengeschnitten hat, mich und fünf Tote.

»Mette, verkauf dich nicht unter Wert. Du weißt, wo ich das her-

habe. Konzentrier dich mal. Hör mir zu. Lass uns zusammen Content machen. Ich will dich produzieren. Videos, Live-Aktionen, allen möglichen Shit. Was sagst du?«
»Ich weiß nicht«, sage ich, »ich glaub, da bin ich nicht die Richtige.«
»Du bist genau die Richtige, Almette.«
Der Fünfjährige in Jos Augen will spielen, seine Begeisterung ist wie ein Virus. Und dazu die harte Intelligenz, die einem entgegenknallt. Kein hohles, einstudiertes Lehrerwissen. Sondern echter, scharfer Verstand, der so tief geht, dass er weh tut.
Wir grinsen uns an, er drückt mir ein Buch in die Hand. *Der Geist des Terrorismus.* »Jean Baudrillard«, sagt er, »damit fängst du an. Da geht es um genau das, worüber wir gesprochen haben. Um Simulation und Künstlichkeit und wie man das System aufbricht. Es geht um Wahrheit. Es reicht nicht, smart zu sein, Mette. Man muss seinen Verstand füttern, man muss recherchieren, man muss Fragen stellen, man muss sich die richtigen Informationen suchen. Wir können uns nicht auf unserer Intelligenz ausruhen, sie ist eine Pflicht.«
»Pflicht wozu?«
»Die Schlafenden aufzuwecken.«

□ **Anonymous** 11/16/19(Sat)10:30:31 No.345381339

>die Dummheit des Menschen ist unantastbar, die kann man nicht verbieten oder wenigstens mit einer Geldstrafe belegen, sie metastasiert jeden Tag weiter über den Erdball
>alles, was man tun kann, ist dagegenhalten und den Umbruch planen [machtuebernahme.exe]
>wenn ich mir mein Schwestertier anschaue, diese Becky mit dem Duckface, muss ich mir in die Faust beißen, um nicht laut zu schreien: DUMMHEIT DUMMHEIT DUMMHEIT
>sie hebt das iPhone im perfekten Winkel, sie hat das auswendig gelernt, wie man seine Durchschnittsfresse aus einer Perspektive ablichtet, die einen aussehen lässt wie ein echtes Heidimodel, Filter drauf, Augen größer, Nase kleiner, Gesicht schmaler, damit auch bloß keiner merkt, wie hässlich deine Seele ist
>die glaubt, dass das iPhone ihre wahre Schönheit aus ihr rauskitzelt, ehrlich
>aber es funktioniert
>hypergamie.png
>auf dem Straßenabschnitt, den ich vom Fenster observiere [Sniper-Style], bewegt sich Dummheit in Menschenform
>Individual-Uniformierung, so dass man sie schon von weitem ihrer nonkonformistischen Gruppe zuordnen kann, Ökohipster mit Bart und/oder Messy Bun, je nach GENDER-IDENTITÄT, weil ja seit neuestem jeder selbst entscheiden kann, was er für Genitalien hat, schön wärs, ich würde mich auch gerne einfach als Chad definieren, hundert Prozent Testosteron, dicke Muckis und lechzende Bräute, aber das Leben ist kein Ponyhof, du kannst dir deine Pferdeschnauze nicht aussuchen und schon gar nicht deinen Pferdeschwanz
>wenn du eine vampirbleiche Bohnenstange bist und sich jede

Stacy bei einem Blick zwischen deine Beine laut lachend rückwärts aus dem Fenster stürzt, hast du keine Chance, da kannst du dich identifizieren, wie du willst
>bei mir gibts eher das gegenteilige Problem, ich muss sie Schritt für Schritt an meine XXL-Version heranführen [twelvedickprogram.exe]
>da gehen sie, die Uniformökos, auf dem Weg zurück vom Wochenmarkt, der jeden Tag stattfindet, aber TAGESMARKT kann man nicht hashtaggen, das passt nicht ins Branding
>und mittendrin meine Ökomutter wie aus dem Instagramkanal gepellt, im Omakleid mit Blümchen, das wie ein Kartoffelsack um ihr Gerippe hängt, über jedem Arm zwei Jutetaschen, aus denen der Lauch ragt, weil Baguette zu ungesund ist, das ist purer Zucker, dieses Weißbrot, das verfettet dir die Herzkanäle und die Hüften
>sie geht langsam, ACHTSAM, ob sie wohl weiß, dass ich sie sehen kann, ob das wohl eine Performance ist, die sie da hinlegt, nur für mich
>ist_das_eine_Performance_Mutter?.mp4
>sie bleibt stehen und stellt die Jutetaschen ab, sie steht genau in der Mitte zwischen zwei Straßenlaternen, komponiert sieht das aus, gefiltert, aber dann macht sie was, das nicht ins Bild passt, diesen Shot würde man sofort vom Handy löschen und auf keinen Fall posten, sie senkt den Kopf, lässt die Schultern fallen und dann schlägt sie die Hände vors Gesicht und krümmt sich
>sie krümmt sich
>sie krümmt sich
>sie krümmt sich
>ihr schmaler Nacken
>die feingliedrigen Hände vorm Gesicht
>eingeknickt

>was macht sie da
>was will sie damit
>sie hört nicht damit auf
>ihr schmaler Körper und ich kann es nicht ansehen, wie sie da so gekrümmt in der Gegend rumsteht, auf einer plötzlich vollkommen leergeblasenen Straße, BAM, steht sie da und ist komplett allein, so wie früher, wenn mein Samenspender die Haustür zuknallte, nachdem er sie ins Wachkoma geprügelt hatte
>und sie schwankend im Raum stand, in der Mitte eingeknickt wie ein Stengel
>und ich mich langsam aus dem Versteck unter der Treppe hervorschlich und auf sie zuging mit ganz weichen Schritten
>um sie nicht zu erschrecken
>weil es so aussah, als könnte jeder Atemzug, jede falsche Bewegung sie einfach so zu Fall bringen
>da sah sie immer aus, als ob sie der einzige Mensch auf der Welt wäre
>und wenn ich sie endlich erreichte, schlang ich meine Arme um ihr Zittern und hielt sie fest, aber sie war zu schwer und ich zu klein und dünn, nie der Richtige für den Job
>und wir fielen gemeinsam zu Boden und blieben dort liegen und sie drückte sich an mich und sagte, kleiner Lord, mein kleiner Lord, du bist der einzige Grund, warum ich noch am Leben bin, nur für dich mach ich diese ganze Scheiße überhaupt noch mit, weil ich dich so unendlich lieb habe
>du_haeltst_mich_am_Leben.png
>und dann fing sie an zu heulen und hörte nicht mehr auf für den Rest des Tages
>heulte und heulte
>bis alle Flüssigkeit aus ihrem Körper war und ich sie ins Bett brachte und über sie wachte, während sie schlief
>fighter.jpg

>da steht sie also, meine Mutter, und ist eine ganze Ladung Vergangenheit, die auf mich einprasselt, das macht die doch mit Absicht, die will mich provozieren, die will mich zum Zittern bringen, wie sie zittert, wie ich jetzt zittere, die will, dass es mir schlecht geht wie damals, die will, dass ich Angst habe und weine, dass ich mir eine verdammte Blöße gebe

>aber das mach ich nicht, da hat sie sich verkalkuliert, ich bin doch kein verdammtes OPFER, da bin ich rausgewachsen

>ich bin schon lange kein KLEINER Lord mehr, und ich durchschaue sie, ich sehe ihre niederen Motive und trete rückwärts vom Fenster weg, ziehe den Molton vors Glas und bade mich im sanften Licht des Monitors

>die soll ruhig da stehen bleiben, bis sie blau wird, mich kann sie mit so ner primitiven Masche nicht aus dem Zimmer locken

>ich zerstöre ein paar Bauten bei Minecraft, das tut gut, aber sofort schreit jemand GRIEFER, dann bin ich plötzlich tot, irgendein Zombie hat mich von hinten angegriffen

>ich schlage die Tastatur vom Tisch, es klemmt was in meinem Hals

>durch einen schmalen Spalt zwischen den Moltonvorhängen kann ich sie stehen sehen, unbewegt, in exakt derselben Position

>lebt die nicht mehr, ist die tot [ich_bin_Arzt_lasst_mich_durch.gif]

>plötzlich richtet sie sich auf und greift nach ihren Jutetaschen und geht weiter, die Taschen schwingen zu ihren Seiten und dann biegt sie ab und geht ums Haus und ich kann sie nicht mehr sehen

>das hat mich früher immer fertiggemacht, dieses tun_als_ob_nichts_waere.exe

>ich wachte am nächsten Morgen neben ihr auf, ihre Hand noch fest in meiner, ihr Auge schwarz umrandet, ihr entblößter Arm rot und blau geprellt

>und sie wurde wach und zog ihn weg und sagte: Schule, kleiner Lord, du bist zu spät
>in einer Märchenstimme, die absolut gar nichts mit ihrer Stimme vom Vortag zu tun hatte
>das waren zwei völlig verschiedene Menschen
>ich sagte: Mama, bist du okay, tut es sehr weh
>und sie lachte und zuckte mit den Schultern und sagte: Mir gehts supercalifragilisticexpialigetisch, mein liebster Sohnemann, zieh dich an und putz die Zähne, wir müssen uns sputen wie die Puten
>kein Wort zu Papa, der tagelang verschwunden blieb
>die Hämatome schnell überschminkt, das war wie Magie, ein Zaubertrick, bei dem du den Vortag wie eine Münze in deiner Hand verschwinden lässt
>deshalb ist sie jetzt so gut darin, alle zu überzeugen, was für eine unglaublich ausgeglichene und harmonische Familie sie hat
>als ob sie sich wirklich überhaupt nicht mehr daran erinnert [Demenz?]
>vielleicht sollte ich doch mal zum Familienfrühstück runterkommen, wie sie es sich immer wünscht und dann sagen: Na, Mama, weißte noch, wie der Papa dir den Kiefer gebrochen hat und du am Morgen kein Wort mehr rausbekommen hast, und schon gar nicht supercalifragilisticexpialigetisch

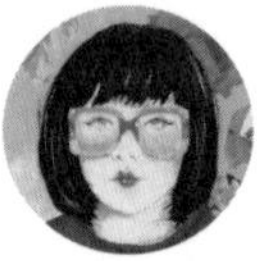

saycheese

Almette

Folgen

4011 Folge ich **10.9K** Follower **260.9K** Likes

I'm only good at being bad, bad
I like when you get mad
Billie Eilish »Bad Guy«

mette what's up? antworte mal, du faultier ☺
Neun Uhr morgens, dritte Nachricht. Bei jedem Klingelton hüpft was in mir.
Ich will Yağmur davon erzählen. Will sagen: Ich glaube, ich hab einen Pädo aufgerissen, zehn Jahre älter, Joggingshorts, der mich stalkt und mir ständig schreibt. Ich will ihr das Handy hinhalten und ihr Jos Nachrichten zeigen, die Memes und die Message-Flut, was machst du gerade, hast du meinen letzten Post gesehen, woran denkst du, lade mal wieder Content hoch, sonst verlierst du Follower. Aber Yağmur hat kein Auge frei, Yağmur hat nur Augen für Sve. Yağmur hat gestern unseren Snapchat-Streak vergessen. Das letzte Mal, als das passiert ist, lag sie mit 40 Grad Fieber im Bett und halluzinierte, sie sei Anita Sarkeesian.
Wenn ich Yağmur davon erzählen würde, stünde Sve neben ihr und würde sich über mein Handy beugen und dann würden beide synchron sagen: Mette, das ist ein Perverser. Oder: Mette, der meint das gar nicht ernst, der spielt nur mit dir. Oder: Mette, wie kannst du dich mit dem abgeben, das ist ein Loser. Oder wahrscheinlich: Mette, das passt, dass du jetzt mit einem Loser rumhängst, wir sind froh, dich los zu sein. Herzlichen Glückwunsch.
Ich schalte das Handy stumm. Wenn es während der OSCE-Prü-

fung auch nur vibriert, lässt mich meine Mutter öffentlich trollen und ich bin die neuen Freiheiten los. Sie hat mich immerhin trotz der SACHE vom Unterricht befreit. Ihre innere Zerrissenheit stand ihr im Gesicht, die rechte Augenbraue bis zum Anschlag hochgezogen, die linke droopy. Wenn sie mich nicht schon vor Monaten für die Rolle der fünfzehnjährigen Patientin Hanna Schreiber trainiert hätte und es nicht so schwer wäre, kurzfristig einen Ersatz zu finden, säße ich jetzt in der Mathestunde. Stattdessen bin ich hier, um meiner Mutter, Königin aller Simulantinnen und Leiterin des Simulationspatient*innenprogramms der Uniklinik Köln, dabei zu helfen, Medizinstudenten bei den *Objective Structured Clinical Examinations* mit authentisch gefaktem Patientenkontakt zu quälen.
Das erste Mal war ich als Siebenjährige hier. Mit meiner Grundschulklasse. Meine Mutter wollte testen, wie Medizinstudenten mit Kindern zurechtkommen. Für uns war es »eine lustige Exkursion in die spannende Welt der Medizin.« Unsere Klassenlehrerin eindeutig von Mutterseite gebrieft. Die ehemaligen Waldkindergartenkinder hatten zu weinen angefangen, weil das Wort »Exkursion« Naturassoziationen und das Trauma triggerte, drei Jahre lang im Regen durch schlammigen Unterbusch gekrochen zu sein. Als die Lehrerin das Missverständnis aufklärte, waren sie die motiviertesten Schauspielkaninchen der Welt: ein ganzer Tag garantierter Innenräume, plus dinkelfreie Süßigkeiten.

Vor dem Klinikgebäude warten die Prüflinge in kleinen Herden. Tippen nervös auf ihren Handys herum. Ich werfe einer nagelkauenden Studentin einen bedeutungsvollen Blick zu. Signalisiere, dass ich Informationen habe, die sie gebrauchen könnte. Sie erwidert unsicher meinen Blick. Als sie etwas zu sagen ansetzt, strecke ich die Zunge heraus und verschwinde im Klinikgebäude. Die OSCE-Räume simulieren das Durchschnittspatientenzimmer eines gesetzlich Versicherten. Designfreie, eiterfarbene Flächen. Krakenarmige Krankenhausbetten, die beim Hinlegen röcheln. Und der Geruch von Desinfektionsmitteln und der Angst vor dem Tod. Nur die Fernseher fehlen. Dafür in allen Ecken Kameras, mit denen die Prüfungen überwacht werden. Auf den Gängen leiten bunte Klebestreifen durch den Parcours von Patient zu Patient. Wie die Stationsspiele beim Sporttag, von dem ich mich normalerweise mit dramatischen Anfällen von PMS selbst befreie. Genau getimte Zeitfenster und an jeder Station möglichst viele Punkte sammeln.

Mein erster Kandidat ist ein flüsternder Student. Seine Stimme vibriert mit den Angsterschütterungen seines Körpers. Ich muss die Hand ans Ohr legen, um die Fragen zu verstehen. Vielleicht ist er ein schiefgelaufener Tierversuch. Aus dem Labor im obersten Stock ausgebüxt. Eine Ratte, die nach einer Kollision mit einem explodierenden Samsung Galaxy den Körper des Besitzers angenommen hat, jetzt durch dessen Medizinstudentenleben stolpert und versucht, die Fassade aufrechtzuerhalten.

Der Fall ist viel zu leicht. Reine Anamnese. Keine Untersuchung. Die 15-Jährige Schülerin Hanna Schreiber kommt in die Gynäkologiepraxis, um sich die Pille verschreiben zu lassen. Nicht mal meinen Puls muss er messen.

Ich spule die Sätze aus dem Skript ab, Wort für Wort. Kein echter Mensch würde sich je so ausdrücken, aber wenn nicht jede Simulationspatientin zu jedem Studierenden exakt dieselben Sätze sagt, könnte der hinterher wegen Ungleichbehandlung auf eine bessere Note klagen.

Satz eins: »Ich bin hier, weil ich mir die Pille verschreiben lassen möchte.«

Wenn die Kandidaten lange genug warten, gibt es als Belohnung einen zweiten Satz hinterher: »Ich bin jetzt seit einem Monat mit meinem Freund zusammen und er möchte gerne Sex haben.«

Die Wanduhr tickt. Alle zwei Minuten eine Lautsprecherdurchsage, Tonfall Deutsche-Bahn-Sprecherin: noch zwölf Minuten. Noch zehn Minuten. Noch zwei Minuten.
Die Laborratte im Medizinstudentenkörper krakelt alles, was ich sage, auf ihr offizielles Prüfungsnotizblatt. Nicht mal er selbst kann das lesen. Das einzige Arztklischee, das er erfüllt. Eigentlich sollte er mich zu den Risiken und Nebenwirkungen der Pille beraten. Und zu Sex in meinem zarten, minderjährigen Alter. Consent und so. Von Beratung kann keine Rede sein, der Kandidat verrennt sich in absurden Fragen zu den Details meiner Periode. »Sitzen Sie bequem?«, fragt er immer, wenn ihm nichts mehr einfällt, und: »Ist das gut so für Sie?« Er hat diese Standardsätze auswendig gelernt wie ich meine, nur dass er ein schlechterer Schauspieler ist. Man nimmt ihm nicht ab, dass es ihn auch nur ansatzweise interessiert, ob das hier gut ist für mich.
Egal, wie fake seine Fragen sind, Hanna Schreibers Antwort ist immer Ja. »Ja, ich sitze bequem.« »Ja, das ist gut so für mich.« Und: »Ja, das haben Sie richtig zusammengefasst.« Hanna Schreiber ist ein gefühls- und würdeloser Papagei. Welche Frau würde sich dermaßen gefügig verhalten, wenn ein zitternder und stotternder Gynäkologe kurz davor stünde, in ihrer Vagina zu stochern? Aber die wichtigste Regel der Patientinnensimulation ist: nicht aus der Rolle fallen.
Beim Abfragen vaginaler Ausflüsse fängt der Kandidat an, mir leidzutun. Er bringt das Wort vaginal nicht über die Lippen. Zieht das V in die Länge und atmet den Rest des Wortes ein, als wollte er es noch während des Sprechens zurücknehmen wie eine zu schnell abgeschickte WhatsApp-Nachricht. Der Vollzusammenbruch droht, als ihm ein Fragebereich einfällt, den er wahrscheinlich schon im Lehrbuch am liebsten überblättert hätte. Ich weiß sofort, was hinter dem Wortfragment »Mast —« steckt, das dem Kandidaten im Hals stecken geblieben ist und

ihm die Luft abschnürt. Aber Helfen ist nicht erlaubt. Die Simulationspatientin darf nur Fragen beantworten, die ihr vollständig, präzise und verständlich gestellt wurden.
»Wie verhält es sich bei Ihnen mit der Mast —«
Ich sitze zahm schweigend. Sehe seinem Gesicht zu, wie es in einer Angstfratze gefriert.
»Betreiben Sie, also, Mastu —«
Er gibt nicht auf, er braucht die verdammte Punktzahl.
»Betreiben Sie Mastur —«
Garantiert benutzt er den Begriff »Masturbation betreiben« auch für seine eigenen Experimente unter der Bettdecke. Die haben angesichts seiner offensichtlich stark verzögerten Entwicklung wahrscheinlich erst letzte Woche begonnen.
»Nein«, sage ich, obwohl sein Halbsatz immer noch unvollendet in der Luft hängt, »ich betreibe nie Masturbation.«
Vorwurfsvoller Blick der Examinatorin. Ich grimassiere Mitleid. Sie wendet sich wieder ihrem iPad zu, auf dem sie die erreichten Credits der Kandidaten abhakt.
Als die Lautsprecherklingel ihn endlich erlöst, ist sein Arztkittel am Rücken fleckig. Er reicht mir die schweißnasse Hand zum Abschied und bedankt sich wie ein Kind im Halloweenkostüm für die ausgegebenen Süßigkeiten.

Ein halber Prüfungstag und ich bin überzeugt, dass die Studenten Roboter sind. Elfmal dieselben Fragen in derselben Reihenfolge. Sie könnten alle die gleiche Person sein, halb männlich, halb weiblich. Ein Prototyp Arzt, zu dem keiner geht, weil man vom Chatbot auf der Krankenversicherungswebsite besser behandelt wird. Hanna Schreiber checkt immer noch nicht, dass es nicht ihre Aufgabe ist, allein für Verhütung zu sorgen und dass sie nicht mit ihrem Freund ins Bett muss, nur weil der unbedingt Sex will. Stattdessen hat sie schon elfmal Beginn, Regelmäßig-

keit, Dauer und Stärke ihrer Monatsblutung beschrieben und Fragen zu Ausflüssen und Krankheiten beantwortet, die sie gar nicht haben kann, weil sie noch nie Sex hatte.
Hanna Schreiber sagt trotzdem Ja. Beantwortet jede absurde Frage wie der abgerichtete Papagei, der sie ist.
Erst als Kandidatin Nummer vierzehn beim Wort Masturbation zu stottern anfängt, erhebt Hanna Schreiber ihre bunten Pofedern aus dem Simulationssitz. »MASTURBATION«, sagt Hanna Schreiber, »BETREIBE ich nie, weil ich da unten nicht hinfassen will. Iiiuh. Ich schaue auch keine PORNOGRAFISCHEN FILME, weil ich ein braves Mädchen bin und meine Mutter sagt, dass Videos dumm machen. Und meine VORSTELLUNG VON SEX ist, dass er eklig, aber unvermeidbar ist. Mein Freund will eben, und ich mache gerne, was mein Freund will. Er steckt mir zum Beispiel immer Gemüse in die Muschi, weil man davon nicht schwanger wird. IST DAS SO GUT FÜR SIE?«
Die Kandidatin blickt auf ihren Notizzettel und dann zu Boden. Die Examinatorin versucht, mich mit ihrem Blick aufzuspießen. »Das, ähm«, sagt die Kandidatin. »Ist kein guter Grund«, sagt die Kandidatin. »Für Sexualverkehr, dass der Freund«, sagt die Kandidatin, »das ähm will. Sie müssen das wollen, Frau Schreiber.«
»Genau«, sage ich, »danke schön.«

»Ich bin das Problem?«
Meine Mutter zerrt mich am Arm aus dem Simulationszimmer und lässt eine ungefilterte Tirade auf mich runterprasseln. Um uns eine Traube schaulustiger Prüflinge, die eigentlich längst am Klebeband entlang auf dem Weg zum nächsten Patienten sein sollten.
»Deine Studenten sind Roboter. Statt Menstruationszirkeln solltest du denen erst mal einprogrammieren, dass Patientinnen Menschen sind.«

»Dafür müsstest du dich erst mal wie ein Mensch verhalten«, sagt meine Mutter. »Prüfungen müssen standardisiert sein, Almette. Damit sie gerecht sind. Jetzt müssen wir allen die volle Punktzahl geben, weil du dich nicht an die Vorgaben halten kannst.«

Ihr Blick wandert an der Zuschauertraube entlang. Wir sind in einer amerikanischen Talkshow und sie wendet sich mit ihrem Tochterproblem ans Publikum: Was soll ich tun, sie ist einfach nicht das, was ich mir vorgestellt habe. Mutterschaftstest, sagt der Moderator, wahrscheinlich ist sie überhaupt nicht mit Ihnen verwandt. Er greift mir an den Kopf, reißt ein Haarbüschel aus und überreicht es dem Labortester. Sekunden später in roten 3D-Buchstaben auf dem Monitor: Mutterschaft zu 99,999 % ausgeschlossen. Meiner Mutter entfährt ein Freudenschrei. Sie wirft die Arme in die Höhe und beginnt wie ein Gummiball auf und ab zu hüpfen. Die Frau vom Jugendamt nimmt mich beim Arm und zerrt mich vom Set.

»Früher hast du das immer so toll gemacht«, sagt meine Mutter. Wenn sie eine Zeitmaschine hätte, würde sie sich in meine Grundschuljahre zurückbeamen und für immer dableiben. Damals konnte sie mich wie einen Filmhund zum Aufführen von Kunststückchen bringen. Ich war die Lieblingsschülerin jedes Lehrers, völlig unabhängig davon, ob der Scheiß relevant war oder nicht. Im Religionsunterricht genauso motiviert wie in Mathe. Meine Eltern klebten mit meinen Erfolgssternchen den Kühlschrank voll, bis wir Probleme hatten, den Türgriff zu finden. Was ich »früher immer so toll gemacht« habe, waren nicht etwa überragende schauspielerische Leistung oder medizinisches Rekordwissen. Ich hielt mich einfach komme was wolle ans Skript, sagte brav Ja, ein Roboter unter Robotern. Und meine Mutter ließ sich von ihren Kollegen beglückwünschen: Das macht sie aber toll, deine Tochter. Eine geborene Simulantin.

☐ **Anonymous** 12/04/19(Wed)16:05:06 No.109480521

>sie hat das Buch nicht gelesen [fuckingphony.com]
>sie macht sich nicht mal die Mühe zu lügen, zum Teil, sagt sie, zum Teil, habs überflogen
>Baudrillard überflogen???
>traeumweiter.png
>sie hatte zwei Klassenarbeiten, sie muss so viele Bücher für den Deutschunterricht lesen, und das hier war jetzt nicht das Spannendste, no offense
>offense
>offuckingfense
>OFFENSE.EXE
>dann eben kein Awakening für dich, Almette Odenthal, dann lebst du eben weiter in der Dunkelheit, scheiß drauf, wenn du lieber auf der Wiese stehst und Gras kaust, von mir aus
>du kannst ruhig zugeben, wenn du es nicht verstanden hast, sage ich, war vielleicht auch ein bisschen advanced für dich [understatement.png], aber ich dachte, dir trau ich das zu
>da wird sie sauer, die #fettemette, wenn sie was nicht versteht, das mag sie überhaupt nicht
>klar hab ich es verstanden, meckert sie, ich hab nicht umsonst eine Klasse übersprungen [littlemissperfect.jpg]
>frauen passen sich einfach ans System an, dazu gibt es Studien, hochbegabte Jungs haben schlechtere Noten als hochbegabte Mädchen, weil sie das nicht können, diesen ganzen Indoktrinierungszirkus einfach so mitmachen
>ich hab auch erst ne Klasse übersprungen und mich trotzdem zu Tode gelangweilt und als ich nicht mehr hin bin, haben sie mich wiederholen lassen
>auswendig lernen ist nicht das gleiche wie verstehen, Almette,

erkläre ich, und das ist alles, was man in staatlichen sogenannten BILDUNGSEINRICHTUNGEN lernt: Dinge wiederkäuen, ohne sie zu verstehen
>stimmt, sagt Mette, das hat mich auch schon immer genervt, wie in Mathe, wo du einfach irgendwelche Formeln auswendig lernen sollst, ohne zu wissen, wie man überhaupt auf die Formel gekommen ist und wenn ich nachfrage, sagt mein Lehrer, ich würde den Unterricht aufhalten
>weil er es selbst nicht versteht
>mette lacht, Mette ist vielleicht doch kein Schlafschaf
>wird halt problematisch, wenn man die Welt besser versteht als siebenundneunzig Prozent der Bevölkerung, aber nichts sagen darf, weil das die Leute wütend und eifersüchtig macht, sage ich
>mich haben sie aus der Uni geschmissen, EXMATRIKULIERT, weil ich zu selbstständig gedacht habe, weil ich ihnen gefährlich geworden bin
>ich sei eine BEDROHUNG für die Mitstudenten
>nur wenn ich freiwillig ginge, würde es kein Verfahren geben
>ruft ruhig die Polizei, hab ich gesagt, ich hab keine Angst vor den Bullen, die Meinungsfreiheit ist ein Menschenrecht, ich lasse mich nicht zensieren
>und?, Mette ist ganz Ohr, haben sie die Polizei gerufen?
>was glaubst du, natürlich nicht, die wussten, dass sie dann einen Skandal am Hals haben
>ich hatte kein Problem zu gehen, was soll ich von solchen Leuten lernen?, Indoktrination funktioniert bei mir nicht, ich suche mir die Infos selber
>jetzt hat sie ein schlechtes Gewissen, weil sie das Buch nicht gelesen hat
>sorry, sagt sie, aber das klang alles ein bisschen weit hergeholt, ein bisschen paranoid irgendwie

>Paranoia und Klarsicht sind manchmal schwer zu unterscheiden
>ich fand es seltsam, dass er das schön findet, sagt sie, das eingestürzte World Trade Center [hast_es_also_doch_gelesen.jpg], das ist doch pervers irgendwie, da sind immerhin Hunderttausende ums Leben gekommen
>nicht HUNDERTTAUSENDE, sage ich, ZWEITAUSEND [getyourfactsstraight.exe]
>im Gegenteil, Mette, was Baudrillard sagt, ist doch positiv: dieses ungerechte System, wir können das unterbrechen
>es geht darum, ein Zeichen zu setzen, das die Ordnung aufbricht
>mhm, macht Mette, hört sich an wie mäh
>mäh mäh mäh
>natürlich war das falsch, was bei 9–11 passiert ist [da_nickt_das_mettchen.gif], das waren die falschen Leute, was Baudrillard meint, ist doch nur, dass es eine gesellschaftliche Explosion, ein echtes, unvorhersehbares Spektakel braucht, das die Leute endlich aufweckt, das die Realität aus ihrer Agonie befreit
>hast du nicht auch das Gefühl, dass wir in einem manipulierten System leben?
>mette nickt, es arbeitet in ihrem Köpfchen
>und das meint Baudrillard mit Simulation, mit der Kontinuität des Banalen
>mette nickt und nickt und nickt
>das können wir doch nicht einfach so passieren lassen, das können wir doch nicht einfach abnicken, wir sind mitverantwortlich, wenn die falschen Leute an die Macht kommen und ihre Weltordnung aufziehen, wir unterstützen die, wenn wir nichts tun
>mette nickt, es rattert, sie fängt an zu verstehen
>meine Soldatin
>fast hätte ich das laut gesagt

>du fühlst dich doch auch eingekerkert, du hast doch auch das Gefühl, dass du keine Chance hast und keine Alternative
>wackeldackel.exe
>aber wie?, fragt Mette, nichts, was man tut, hat irgendeinen Sinn, meine Mutter ist superstolz auf ihren beschissenen Metallstrohhalm, mit dem sie aus ihrem Bambusbecher den Latte macchiato trinkt und mein Vater klopft sich jeden Tag selbst auf die Schulter, wenn er einen Feminismusrant postet, aber das macht doch alles überhaupt keinen Unterschied
>so ein abgeriegeltes Kontrollsystem kann man nur mit radikalem Widerstand aufbrechen, sage ich, das ist genau das, was Baudrillard schreibt, wir müssen das System zur Implosion bringen
>hört sich gewalttätig an
>waren nicht alle großen Revolutionen der Menschheitsgeschichte gewalttätig?
>vielleicht
>manchmal muss man bereit sein, Menschen ein bisschen zu verletzen, um ihnen eine Lektion zu erteilen, die am Ende gut für sie ist
>sie_ist_noch_nicht_so_weit.jpg
>man muss die Leute redpillen
>redpillen?
>schau mal The Matrix, dir fehlen ganz viele Informationen
>jetzt ist sie wieder eingeschnappt
>ich schick dir ein paar Links, sage ich, Recherchematerial, dass du dir selbst ein Bild machen kannst
>fangen wir erst mal klein an

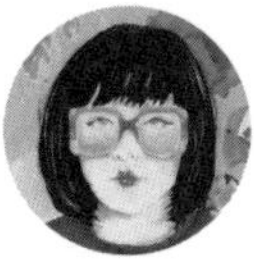

saycheese

Almette

Folgen

4007 Folge ich **15K** Follower **310.1K** Likes

When you're gone, I have no one to tell

FKA Twigs »Cellophane«

»Almette!« Meine Mutter rüttelt an meiner Türklinke mit der moralischen Empörung einer politischen Gefangenen. Gleich reißt sie das Ding aus dem Rahmen und mein Zimmer hat ein Glory Hole.

»Fuck, Mama, chill!«

»Mach die Tür auf, Almette.«

»Ich will allein sein.«

»Mach die Tür auf.«

Zum Glück habe ich Abschminktücher auf dem Nachttisch. Ich reibe mir den Rotz von den Lippen. Aber das Heulen lässt sich nicht stoppen, die Wasserproduktion meiner Augen ist unkontrollierbar. Ich wickle mir einen Schal ums Gesicht.

»Auf dem Weg zur Moschee?« Warum gibt es eigentlich nur Dad-Joke-Memes? Mom-Jokes sind viel schlimmer. »Wir haben ausgemacht, dass du die Tür nicht mehr abschließt, Almette.«

»Ich habe ein Recht auf Privatsphäre, Mutter.«

»Das hast du verspielt, als du die Therapie abgebrochen hast.«

Sie zieht den Schlüssel aus meinem Schlüsselloch, winkt mit ihrer Trophäe und steckt sie dann ein. Wahrscheinlich, um sie wie einen Hirschkopf über dem Esstisch an die Wand zu nageln. »Abendessen in fünfundzwanzig Minuten.«

»Ich hab keinen Hunger.«
»Das wäre ja mal was ganz Neues.«
Bevor sie die Tür endlich zumacht, versichert sie sich zweimal, dass sie wieder aufgeht.
Unter der Bettdecke Embryonalstellung. Ich ziehe meinen Körper so eng zusammen, wie es geht. Drücke die Gedanken an Yağmur weg und den scheiß Streit.
Rassistisch hat sie mich genannt. Und es wirklich so gemeint.
Wir haben Sve die Hausaufgaben nach Hause gebracht. Die ist in Quarantäne. Pfeiffersches Drüsenfieber. Hochansteckend. Ich bin sicher, sie hat die Viren im Darknet bestellt, um die Klausurenwoche zu überspringen. Vielleicht haben sie ihr stattdessen dieses neue Mutantenvirus aus China geschickt, das soll ziemlich tödlich sein. Fingers crossed.
Sve wohnt nur zehn Minuten von der Schule entfernt. »Ehemalige russische Botschaft?«, habe ich Yağmur gefragt, als sie Kurs auf einen Palast nahm, der hinter baumhohen Hecken versteckt war und nur durch ein hohes Eisentor mit Sicherheitsanlage betreten werden konnte. Kameras verfolgten unseren Weg durch den Vorgarten, in dem mehrere extrem hässliche, also bestimmt scheißteure abstrakte Kunstobjekte standen.
Ich rechnete mit einem Butler, aber Sves Mutter machte die Haustür selber auf. Eine Frau direkt aus der Chanelwerbung, nur nuttiger.
»O mein Gott«, schüttelte ich mich auf dem Rückweg zur Bahnhaltestelle, »Sves Mutter! Was für ein Klischee von einer Russin. Full-on Trophy Wife. Hast du die goldenen Fingernägel gesehen? Sie hätte nicht tussiger sein können. Repressed much? Willkommen im einundzwanzigsten Jahrhundert, Miss Ukraine.«
»Die ist deutsch.«
»Was?«

»Sves Mutter ist Deutsche. Was glaubst du, warum die hier hingezogen sind? Ihre Mutter ist in Deutschland geboren.«
»Dann hat sie wohl die osteuropäische Demutshaltung der sexy Hausfrau selbst internalisiert.«
»Seit wann bist du eigentlich so rassistisch?«
Eine Handgranate aus dem Hinterhalt.
»Wie kann ich rassistisch sein, wenn meine beste Freundin Türkin ist?«
»Du weißt schon, dass das genau das ist, was die Rechten sagen.«
»Also bin ich jetzt rechts, oder was?«
Yağmurs Wangen sind gerötet, ihre Unterlippe zittert. »Denk mal drüber nach, ob du klingen willst wie die. Und meine Mutter ist in Pakistan geboren, das vergisst du immer gerne. Aber Quoten-Halbtürkin-Halbpakistanerin hätte eben nicht aufs T-Shirt gepasst, ne?«
Ihre Stimme minus zehn Grad. Klar, dass die Thirst-Trap Sve ihr meinen angeblichen Rassismus eingeredet hat, um sie ganz für sich zu haben. Dabei ist Sve sogar noch weißer als ich. Und ja anscheinend sogar deutsch. Nur dass sie statt Almette Almeeete sagt. Das macht sie bestimmt auch absichtlich, diese Möchtegern-Hilaria-Baldwin.
»Und dann auch noch dieses bescheuerte Sternchen«, sagt Yağmur, »als ob du dir nicht sicher wärst, dass ich ne Frau bin.«
»Das war doch nur, um meinen Vater zu ärgern.«
»Ewig hast du dich beschwert, dass dein Vater nicht mal weiß, in welcher Klasse du bist und jetzt regst du dich auf, weil er sich für dich interessiert.«
Low Blow, Yağmur. Warum hat sie das Quotentürk*innen-T-Shirt dann eine Woche lang jeden Tag getragen?
»Ich dachte, dich nervt, dass dir immer ein Migrationshintergrund angehängt wird, obwohl du eigentlich Deutsche bist«,

sage ich, »aber kaum erscheint eine Svetlana auf der Bildfläche, bist du überzeugte Ausländerin.«
»Vergiss es, Mette, du kannst das nicht verstehen.«
»Ich will es aber verstehen, Yağmi.«
Etwas tut sich in ihren Augen, ein bisschen Weichheit. »Warum freust du dich nicht für mich, dass ich jemanden gefunden habe, die das nachvollziehen kann? Die auch gedisst wird, weil sie nicht deutsch genug ist? Die sich auch ausgeschlossen fühlt?«
»Okay, ich hab's verstanden. Du hast jetzt die Beste Freundin 11 Pro Max. Extra-Feature Migrationshintergrund. Sooo viel cooler. Und jetzt brauchst du das alte Modell nicht mehr. Die langweilige Kartoffel-Mette, so ganz ohne Dual-Kamera und Face-ID. Die ist jetzt plötzlich rassistisch.«
Yağmur schüttelt den Kopf und sieht weg.
Als die Bahn kommt, steigt sie nicht mit ein, sondern dreht sich um und läuft durch die Unterführung zurück auf die gute Seite von Bad Go. Zurück zu Sve, um mit ihr mein Versagen als Freundin zu diskutieren. Ich sehe sie am Horizont verschwinden.
Vor Ewigkeiten waren Yağmur und ich mal am Aachener Weiher die kanadischen Gänse füttern. »Das soll man nicht«, keifte ein fleckiger Methusalem mit Kölschem Einschlag, der wahrscheinlich schon seit Tagen nicht mehr von seiner Parkbank hochkam. Yağmur murmelte »Entschuldigung«. Ich zeigte ihm den Mittelfinger. »Scheiß Kanakenkinder«, sagte er, »keine Erziehung.«
Ich fühl mich doch auch ausgeschlossen, hätte ich sagen sollen. Ich gehöre doch auch nirgendwo dazu, ich passe da doch auch nicht rein, in die Eliteschule, in diese Welt, in diese ganze Inszenierung. Aber Yağmur hätte mir eh nicht zugehört.

□ **Anonymous** 01/16/20(Thu)18:17:50 No.574037049

>jo? [die Rekrutin sendet SOS-Signale]
>jo?
>stehe zu Diensten, werte Almette, stehe zu Diensten
>knowledge_drop.exe
>jo?
>ja?
>findest du, ich bin rassistisch?
>mein Moralterror-Barometer geht durch die Decke, da muss sie wohl mit einem HEILIGENSCHEINANWÄRTER zusammengestoßen sein und zwar frontal, so richtig unter die Räder gekommen, aber keine Sorge, Papa holt den Erste-Hilfe-Koffer, dafür ist er da [superhero.gif]
>wie kommst du denn auf so nen Scheiß?
>meine beste Freundin
>ich hab natürlich Intel, wer die meisten ihrer Posts likt, MULTIKULTINASE plus Knoblauchname, Yağmur Kaya, bei Insta mit dem kreativen Zungenbrecher aber_bitte_mit_breve [lame.com] und obligatorischem Feminazi-Profilbild, von der lässt sich Mette rumkommandieren
>whiteguiltrulestheworld.com
>das klingt aber nicht nach ner Freundin, schreibe ich, wenn du mich fragst, und schon gar nicht nach der besten
>ich hab Angst, dass sie recht hat
>damn, der Linksideologenirrsinn hat sich tief in ihre Seele gebohrt, für diesen Spreißel braucht Papa mehr als ne Pinzette, da müssen wir operieren
>die klingt nach so ner Special Snowflake, schreibe ich, die man mit einem seit gestern POLITISCH UNKORREKTEN Wort in einen Heulkrampf versetzt

>nee, so eine ist sie nicht, ich hab echt was Falsches gesagt, glaub ich
>gehirngewaschen.jpg
>ich sage nur Betreutes Sprechen
>was?
>das ist eine politische Strategie, Almette, weißt du das nicht?
>wer jetzt? Yağmur?
>die sogenannte Politische Korrektheit wird strategisch eingesetzt zur Unterwanderung der Redefreiheit, Big Brother lässt grüßen, du musst jemanden nur rassistisch oder sexistisch nennen und er wird sofort gecancelt, das hat schon echt was Faschistisches, dazu kriegst du was zu lesen, es gibt einen ganz spannenden Prof aus Kanada, der sich damit wissenschaftlich auseinandersetzt
>sie hatte schon recht irgendwie, schreibt Mette [selbst_denken_ist_anstrengender_als_gedacht_werden.mov]
>ich versteh echt nicht, warum du dich von der so verunsichern lässt
>wir sind Blutsschwestern
>hätte nicht gedacht, dass du auch Fan von germanischen Ritualen bist
>also germanisch war das Ritual nicht, die hatten noch keine Menstruationstassen 😂
>was bitte?
>TMI.EXE
>erste Periode, ich noch nie ne Menstruationstasse benutzt, die saugt sich fest, und als ich sie wieder rausholen will, ist sie nicht zu bewegen, Unterdruck wie in der Weltraumtoilette und viel zu tief reingerutscht, ich komme nicht ran, meine Finger sind zu kurz
>almette, können wir bitte über was anderes reden? [schlimmer_als_magendarmgrippe.png]

>ich dachte, du willst hören, wie Yağmur und ich Blutsschwestern geworden sind

>nicht wirklich

>ich sag nur so viel: Wenn deine Freundin ihre Hand bis zum Anschlag in deiner Vagina hatte, um ne Menstruationstasse zu bergen, verbindet das

>ugh, Mette, ehrlich, ich krieg Tampon Eating Hoax Flashbacks, Mia und meine Mutter haben da so ein Collab gepostet, wo sie in Ketchup getauchte Tampons genuckelt haben und dabei gegiggelt wie Dreijährige, nicht ein Typ hat ihnen das abgenommen

>dass Frauen ihre benutzten Tampons lutschen, um den Blutgehalt im Körper auszugleichen, glauben halt auch nur Trump-Wähler

>ich würde Trump nicht unterschätzen, Almette

>das ist nicht dein Ernst

>es gibt sehr viel, was in den USA unter der Oberfläche passiert, das der Normie nicht mitbekommt

>hast du mich grade einen Normie genannt?

>informier dich richtig, wenn du keiner sein willst

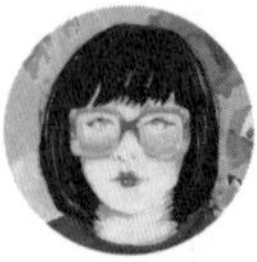

saycheese

Almette

Folgen

3512 Folge ich **18.7K** Follower **374.3K** Likes

»Hör zu.« Jo und Mia sitzen sich auf Mias pinkem Shaggy-Teppich mit verschränkten Beinen gegenüber, wie für eine Cultural-Appropriation-Mottoparty zum indianischen Powwow inszeniert. Ich müsste nur noch zwischen ihnen Feuer legen, die Friedens-Vape hat Mia schon. Unter ihrem Ballettkörper ragen klobige, türkise Air Max hervor. Die tut aber auch echt alles, um cool zu sein.

»Hab ich zum Geburtstag bekommen«, sagt Mia, als sie meinen Blick sieht.

»Konzentrier dich.« Jo scannt Mias Gesicht. Ein IQ-Psychologe, der sichergehen will, dass die minderbemittelte Testperson versteht, wo beim Testbogen oben und unten ist. »Ich versuch, dir was zu erklären.«

»Ich muss Hausaufgaben machen«, sagt Mia.

»Ab jetzt gelten folgende Regeln«, unterbricht sie Jo, »Regel Nummer eins: Mette kann offensichtlich nicht mit uns beiden befreundet sein. Heißt: Du nervst sie ab jetzt nicht mehr mit DMs. Du likst ihre Sachen, aber mehr nicht. Regel Nummer zwei: Du bleibst Mettes Alibi. Wenn ich dir sage, dass du sie einladen sollst, lässt du dir das von einem Erziehungsaffen absegnen. Im Auto nach der Schule darfst du zur Belohnung mit ihr reden. Ihr seid ja immerhin offiziell Besties. Ansonsten redest du nur, wenn du angesprochen wirst. Das ist Regel Nummer drei.«

»Du bist echt mit dem befreundet?« Mia zieht ihre frisch gezupften Augenbrauen hoch.

»Regel Nummer vier: keine dummen Fragen.«
Ich lache.
»Versteh ich nicht«, sagt Mia, »warum können Mette und ich keine Freunde sein, nur weil ihr Freunde seid?«
»Was hab ich gerade gesagt, Hühnchen?«
»Nenn mich nicht so.«
Mias Zimmer hat dieselbe Innendesignerin wie das Wohnzimmer: ihre Mutter. Möbel in Pastelltönen, von türkis bis rosé. An der Wand Slogans aus Holzbuchstaben und Inspirationsposter. *Keep Calm and Dance*. Und *Yes We Cake*. Klassischer Fall performativer Süßigkeitenvergötterung von Leuten, die eindeutig nur einmal im Jahr zwei M&Ms essen. Ein Vision Board hat sie auch, mit dem Kopf von Charli D'Amelio, Schwanenseefotos, Strandbildern und einer seltsam abgemagerten Kuh.
»Dein Zukunftstraum sind magersüchtige Kühe?«
Jo grinst mir anerkennend zu.
»Eine Farm für gerettete Nutztiere. Wenn die Produktion von Tierprodukten endlich eingeschränkt wird, brauchen Kühe und Co dringend Verbündete.«
»Die wichtigste Regel, Schwesterherz …« Jo nimmt Mias Hand. Ihre Pupillen weiten sich, aber sie zieht die Hand nicht weg, sondern starrt nur drauf. Ihre puppig, seine lang und haarig. Es ist ein bisschen wie ein Wrestling-Match, man weiß von Anfang an, wie es ausgeht, aber man möchte die Show sehen. Die Performance ist das, was zählt, und das muss man Mia lassen, sie spielt ihre Rolle eins a, im Känguru-Onesie. Animéaugen, Gänsepickel auf der gewachsten Babyhaut und ein schiefgelegtes Köpfchen.
»… NIEMAND«, hier wird Jos Stimme so laut, dass ich zusammenfahre, »absolut NIEMAND, darf wissen, dass Mette und ich auch nur das Geringste miteinander zu tun haben. Heißt: Wenn eine der Erziehungsmarionetten bei dir reinschaut, um Karottensticks zu bringen, sagst du, Mette ist auf der Toilette. Und so-

bald sie weg sind, kommst du rüber und klopfst dreimal an meine Tür, so dass wir sachgerecht auf die Situation reagieren können. Capiche?«
»Was soll die Secrecy? Und warum willst du« – hier dreht sich Mia zu mir um – »nicht mehr mit mir befreundet sein? Wir haben doch gerade erst gebondet.«
»Mia, Mia, Mia.« Jo tätschelt die Schwesterhand. »Mach dir mal nicht zu viele Gedanken, das gibt Falten.«
»Du bist so ein Loser, Jo.«
Plötzlich seine Hand an ihrer Kehle. Sein Gesicht rotfleckig. Von einer Sekunde auf die andere.
»Was hast du gesagt?«
Mia kann nicht antworten. Sie windet sich in seinem Griff. »Jo«, krächzt sie, »Jo.«
Meine Hand auf Jos Schulter. Er schüttelt sie ab.
»Hey«, sage ich, »Jo, lass sie los.« »Ist doch egal«, sage ich. »Peanuts«, sage ich.
»Hast du's verstanden?«, fragt Jo.
Mia nickt. Er nimmt die Hand von ihrem Hals, der puterrot ist. Sie rückt von ihm weg. Vom Teppich auf den Dielenboden. Sieht kleiner aus, als sie ist.
»Warum hast du Charli auf deinem Vision Board?« Ich habe das Gefühl, dass ich was gutmachen muss. Die Luft im Zimmer ist heiß und schwül. Jemand sollte ein Fenster öffnen.
»Sie macht die Leute glücklich.« Mia lächelt mich an. »Das ist mein Ziel, Leute glücklich machen.«
Jo grinst mir zu. »Time to go, girl«, sagt er.

Jos Zimmer. Tür zu. Bauchsprengendes Gelächter.
»Sie macht die Leute glücklich«, mimt Jo, »das ist mein Ziel. Leute glücklich machen.«
»Sie hat ein Vision Board, Jo. Ein VISION BOARD.«

»Wie? Du glaubst nicht, dass sich alle deine Träume erfüllen, wenn du sie auf ein Clipboard klebst? Häresie!«

Charli D'Amelio nervt mich schon, seit sie vor fünf Minuten auf der TikTok-Fläche erschienen ist und jetzt alle weiteren fünf Minuten weitere fünf Millionen Follower bekommt. Trotz radikaler Talentfreiheit. Jeden Tag dieselben multimonotonen Tänze, derselbe Bling-Effekt. Jeder Videobeginn derselbe einfallslose Move, bei dem sie mit Unterblick aus einem Strohhalm trinkt. Aber das macht sie scheinbar so »authentisch«.

»Man muss nur hot sein und Crop Tops tragen«, sage ich.

»Wer? Mia?«

»Charli.«

»Was sind Crop Tops?«

Alle sind tot begeistert, was für ein »ganz normaler Teenager« Charli ist. Sie lässt ihre weiblichen Stans glauben, sie könnten genauso erfolgreich sein wie sie, und ihre männlichen, dass sie eine Chance hätten sie zu bangen.

»Mit gefakter Durchschnittlichkeit kann man Millionen verdienen. Aber eben nur, wenn man im Crop Top hot aussieht.«

Charli ist so ne Art Menschenattrappe, die keine Persönlichkeit braucht, weil ihr Aussehen zum Überleben ausreicht.

»Du musst nur harmlos und niedlich tun«, sagt Jo, »dann kannst du Millionen scheffeln und alle sind überzeugt, dass du die Welt retten willst. Siehe Mia. Das ist so ne Art kollektive Selbsttäuschung, was da passiert. Was ist ein Crop Top?«

Ich hebe mein Shirt bis unter die Titten und ziehe den Bauch ein. Lachen. Schluckauf.

»Um solchen Leuten was entgegenzusetzen, müssen wir genauso professionell rangehen«, sagt Jo. »Wir müssen Ressourcen reinstecken, wir müssen es ernst meinen. Irgendwann bist du die neue Charli. Millionen Follower und Millionen verdienen. Wir müssen endlich einen Ausgleich schaffen.«

»Du denkst, dass ICH die neue Charli werden kann? Und wirfst anderen Selbsttäuschung vor?«
»Fuck yeah! Ich sag's dir, irgendwann kriegst du auch für nen gesponsterten Post 40 000 Euro.«
»Träum weiter.«
»Brauchst du ein Vision Board, um eine Vision zu haben, Almette?«
Bauchsprengendes Gelächter, das zweite.
»Ready for greatness?«, fragt Jo.
Und dann drückt er mir eine Burka in die Hand.
»Politische-Korrektheits-Kur«, sagt er. »Heute beginnt die Maulkorb-Therapie.«

□ **Anonymous** 01/21/20(Tue)15:02:44 No.770741746

>dein Content hat keine BRAND, sage ich, dein Grid ist wie das Salatbuffet bei Kaufhof, random Memes, irgendwelche zusammenhangslosen Videos von dieser Yağmur, dann dreißig Rants, und bei den Lip-Syncs kann man kaum dein Gesicht sehen
>das Salatbuffet bei Kaufhof, fragt sie dazwischen, wie alt bist du noch mal? [no_manners.png]
>du brauchst ne durchgängige Ästhetik, ne klare Persona, du brauchst ne TakTik für TikTok, verstehst du, mit zwei großen Ts?
>haha, lacht sie, lass dir das patentieren, Dad-Jokes sind ne Goldquelle
>wer-im-glashaus-sitzt.de
>die Leute müssen ein Bild von dir bekommen, verstehst du?
>ich bin nicht fotogen, sagt Mette
>dass du eben kein Püppchen bist, ist genau deine Stärke, damit stichst du raus aus der Masse
>man muss ihr alles geduldig erklären, seit Tagen füttere ich ihr das Wissen in mundgerechten Häppchen, Aufklärungskampagne Phase eins
>wenn ich DEEP STATE sage, kräuselt sich ihre Stirn, was, sagt sie, wieso weshalb warum
>wer nicht fragt, bleibt dumm
>das hat was, wie ihre Augen zu mir raufschauen, wie sie Mmmh macht, wenn sie was kapiert, da könnte man fast steif werden von diesem Gefühl, dass einen eine versteht und auf einen hört, dass eine einen ausreden lässt
>diese Social Justice Warriors [unfuckable.jpg] unterbrechen einen ja immer sofort, deren Ohren sind generalversiegelt, die müssten erst mal zum Ohrenarzt und sich die Trigger-Warning-Pfropfen rausspülen lassen

>die meisten Leute, sage ich, sehen die Zusammenhänge nicht, die schlucken den Brei, der ihnen in den Hals gelöffelt wird, Mäulchen auf, hier kommt das Flugzeug, Mäulchen zu, runterschlucken, Bäuerchen

>mette nickt, da könnte man steif von werden, da könnte man vor Freude zu voller Größe anschwellen, wenn sie nur nicht so ein LANDWHALE wäre

>gehverdammtnochmalwenigstensjoggen.png

>das ist wie mit dem Frosch, erkläre ich, den man in kaltes Wasser setzt und dann die Temperatur langsam erhöht, der merkt nicht, was ihm passiert, der hat keine Ahnung, der schaut auf den Bunsenbrenner runter und sagt, schau mal, was für ein schöner Sonnenaufgang

>mette lacht, man muss sich nur auf ihr Gesicht konzentrieren und ihren Körper ausblenden

>und es stimmt nicht, sage ich, dass du nicht fotogen bist [whitelie.exe], du bist schön, die Leute sind nur zu gehirngewaschen von Sponcon und Filtergesichtern, um das zu sehen

>die Röte schießt ihr ins Gesicht, gleich kriegt sie einen Herzinfarkt, sie weiß nicht, wohin sie schauen soll

>echt, lege ich nach, wirklich schön

>girls_just_wanna_have_compliments.wav

>die Schlafschafe da draußen sehen das nicht, sage ich, aber ich sehe es, ich sehe deine Schönheit, Almette

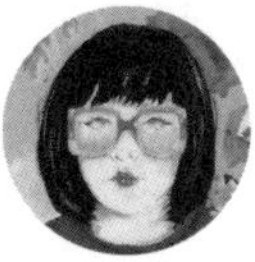

saycheese

Almette

Folgen

3019 Folge ich **20.1K** Follower **401.4K** Likes

If the world was ending
You'd come over, right?
You'd come over and you'd stay the night

Julia Michaels, JP Saxe »If the World Was Ending«

Yağmur gibt immer als Erste nach, wenn wir uns streiten. Sie behauptet, sie leide an Harmoniesucht, aber in Wirklichkeit wissen wir beide, dass nur sie über unsere Freundschaft entscheiden kann. Einmal war ich kurz davor, den ersten Schritt zu machen. Yağmur und ich hatten eine Woche lang nicht miteinander gesprochen. Ich heulte jeden Tag. Mein Vater hielt das nicht mehr aus, packte meinen Arm, zerrte mich ins Auto und fuhr mich zu Yağmurs Glaskubus. »Geh schon rein«, sagte er.

Ich drückte mein Gesicht an die Autoscheibe. Yağmur war in ihrem Zimmer. Vor der schwarzen Wand wie auf einer Bühne. Gesicht hell erleuchtet. Die langen Haare verschmolzen mit der Kulisse. Ich schaute ihr zu, wie sie sich durchs Zimmer bewegte, selbstbewusst und schön. Jede Bewegung geprobt, aber auch hundertprozentig authentisch. Die perfekte TikTok-Choreografie. Plötzlich verstand ich nicht mehr, warum sie mich je als Freundin hatte haben wollen. Sie spielte in der Bundesliga und ich in der Dorfmannschaft. Sie war das Aschenputtel und ich die Stiefschwester, der man den Betrug, im gestohlenen Schuh humpelnd, auf den ersten Blick ansah. Ich hatte hier nichts zu suchen. Mein Gesicht am Autofenster, das Glas eiskalt. Ich schob

meine Hand dazwischen, fing Yağmur in der Leerstelle zwischen meinem Zeige- und Mittelfinger ein.
»Ich kann nicht«, sagte ich.
Mein Vater fuhr zurück, ohne etwas zu sagen.
Einen Tag später stand Yağmur vor unserer Tür und ich konnte mein Glück nicht fassen.
So wie dieses Mal. Ihre Nachricht hebt dreißigtausend Tonnen Beton von meinem Herz.
Friends again?
Ich segele zu ihr. Eine brennende Yacht auf dem Weg zum Hafen.
Als Yağmur die Tür öffnet, falle ich ihr um den Hals und lasse sie nicht mehr los.
»Es tut mir so leid, Yağmi.« »Ich weiß. Mir auch.« »Ich hab dich lieb.« »Ich dich auch.«
Auf dem Weg zu ihrem Zimmer bleibe ich stehen.
»But if the world was ending, you'd come over, right?«, singe ich. Beim letzten Vokal bricht mir die Stimme weg.
»Du bist so cheesy.« Yağmur wischt mir eine Träne aus dem Gesicht.
»Ich mein's ernst.«
»Yes, if the world was ending, I'd come over, right«, singt Yağmur. »Natürlich. Dann kaper' ich das nächste Cabrio und rase zu dir.«
»Das müssen wir uns versprechen«, sage ich, »dass wir da sind füreinander, wenn wirklich was passiert. Egal, wie sehr wir uns gestritten haben. Auch nach drei Jahren Funkstille.«
»Klar«, sagt Yağmur, »ist doch logisch. Blutsschwestern.«
Sie greift meine Hand und ich klammere mich daran fest.

Sve hat immer noch Pfeiffersches Drüsenfieber.
»Auf Englisch heißt das übrigens Kissing Disease«, sage ich so ominös wie möglich, »was meinst du, wo sie es herhat?« Will's sofort zurücknehmen. Immer noch auf dünnem Eis. Aber Yağmur hört sowieso nicht hin, sie vermisst Sve soooooo, dass man jedes O einzeln durch ihr Zimmer hallen hört.
Ich starte YouTube, Azealia Banks, *212*. Erinnerst du dich, Yağmi, da waren wir acht oder neun, als das rauskam, und uns ist der Atem stehengeblieben, so sehr geflasht hat uns das. Wir haben uns angeschaut und hatten Glühwangen. Wir wussten beide, dass das Liebe war. Azealias Mund in schwarz-weißer Großaufnahme, die vollen Lippen, blitzende Schneidezähne, zwischen denen sich ihre Zunge den Weg nach vorne suchte. In einem Mund ein ganzes Universum.
Yağmur sitzt vor dem Bildschirm und wippt im Rhythmus, ich hinter ihr aufgestellt wie ihr Bodyguard. Observiere das Zimmer auf mögliche Eindringlinge, dicht an ihr dran, so dass ich sie im Ernstfall zur Seite stoßen könnte und die Kugel für sie abfangen. Das Zimmer ist leer, die Gefahr im Drüsenfieberbett außer Gefecht gesetzt.
Yağmur neigt sich leicht vor, ihre Haare fallen nach vorne und entblößen ihren Hals. Winzige Haare, die sich im Nacken kräuseln. Sve hat da ihre Hand reingelegt, dutzende Male, hat mit ihren Fingerspitzen die samtweiche Haut gestreichelt. Ich stelle mir Sve vor, wie sie ihre Hand in Yağmurs Nacken legt und dann ihren Mund, wie sie ihre Zunge über Yağmurs Hals gleiten lässt, und meine Hand will sich plötzlich auch dort hinlegen, in die entblößte Nackenstelle, den weichen Flaum des Haaransatzes, mein Mund will sich hineinpressen, Zunge und Zähne, will ganz leicht zubeißen.
Mein Kopf angeschwollen, Blick gefiltert, *two one two,* ich sehe Yağmurs Nacken und meine Hand darin, meine Finger zwischen

ihren Haaren, dann Yağmur, wie sie sich umdreht und plötzlich Zöpfe hat wie Azealia Banks, dicke schwarze Zöpfe, dazwischen nur ihr Mund, ihre vollen Lippen, ich sehe Yağmurs Mund, der etwas sagt, das ich nicht verstehen kann, blitzende Zähne, dann streift sie ihren Mickey-Mouse-Pulli über den Kopf, *two one two,* ich sehe Yağmurs Brüste, die ich schon hundertmal gesehen habe, hundertmal öfter als Sve, denen ich beim Wachsen zugeschaut habe, im Sportunterricht, am Strand, beim Duschen, bei Pyjama-Partys, die Warzen braun und breit und weich, und ich beuge mich vor und lecke daran, *now she wanna lick my plum in the evenin',* ich lasse meine Zunge drübergleiten, hinterlasse Speichelspuren, ich sauge an ihren Brustwarzen, nehme beide Hände, um ihre Brüste zu kneten, *and fit that ton-tongue d-deep in,* mein Herz rast, es zieht in meinem Unterleib, es pocht, *I guess that cunt gettin eaten.* Ich sauge an Yağmurs Brüsten, das Atmen fällt mir schwer, *I was in the two one two,* ich sehe meine Zunge sich zwischen Yağmurs Brüste schieben, hoch und runter, ich bewege mich zwischen Yağmurs Zwetschgenbrüsten und dann tiefer, den ganzen Bauch entlang und weiter, mein Puls rast, *I guess that cunt gettin eaten.* Ich denke Cunt, Cunt, Cunt, Cunt, ich kann nicht aufhören, das Wort Cunt zu denken. Mein Atem geht zu schnell, gleich kollabiere ich –

»Was is'n mit dir?«, fragt Yağmur. Sie hat sich zu mir umgedreht und sieht mich über ihre Schulter an, »du siehst ganz fiebrig aus«, sagt sie, »hast du etwa auch den Pfeiffer?«

»Nichts«, sage ich. »Gar nichts«, sage ich. »Ich muss aufs Klo«, sage ich. Und renne aus dem Zimmer.

Im Bad checke ich kurzatmig das Türschloss, mein Unterleib pocht, dann reiße ich mir die Jeans und die Unterhose runter, lasse mich auf die Toilettenschüssel fallen, spreize die Beine und fahre mir mit der Hand zwischen die feuchten Schamlippen. Mein ganzer Körper starkstromelektrisiert. Cunt, Cunt, Cunt, denke ich und dann denke ich an Yağmurs Nacken und ihre runden Brüste, ich greife nach der elektrischen Zahnbürste, die mir gegenüber auf dem Waschbecken emporragt, auf der Waschbeckenseite von Yağmurs Mutter, neben einer Perlenkette, ich greife nach Yağmurs Mutterzahnbürste, fuck, denke ich, das kannst du nicht machen. *Fuck are you into, huh?*, singt Azealia Banks. Aber ich kann nicht aufhören das Wort Cunt zu denken, *I guess that cunt gettting eaten.* Ich schiebe mit der einen Hand die Zahnbürste in mich hinein und drücke den Startknopf, die andere Hand klemme ich gerade noch rechtzeitig als Faust zwischen meine Zähne, bevor mein Hirn explodiert, mein Körper zitternd von der Toilette rutscht und ich in meine Faust hineinschreie.

Ich bleibe in der Ecke neben der Toilettenschüssel liegen, in Embryonalstellung.

Bohrende Kopfschmerzen. Wahrscheinlich ist im Limbischen System eine Sicherung durchgebrannt.

»Ist alles okay, Mette?«

Yağmur drückt die Klinke, die Tür ist auf meiner Seite und bleibt zu. Dann klopft sie dreimal.

»Was'n los?«

»Nix«, rufe ich, »gar nix, ich hab Kopfschmerzen«, rufe ich, »und Bauchweh.«

»Armes Mettchen«, sagt Yağmur. Bestimmt lehnt sie von außen gegen die Tür. »Warum hast du denn die Tür abgeschlossen? Bist du seit neuestem prüde, oder was?«

Die Zahnbürste von Yağmurs Mutter riecht nach mir, ich lasse Flüssigseife drüberlaufen und reibe so fest ich kann.

»Mach doch mal auf«, sagt Yağmur.

Mit einem Stapel Toilettenpapier wische ich mir den Schleim von der Vulva, die Unterhose kann ich so nicht wieder anziehen, sie fühlt sich an, als hätte ich reingepinkelt. Ich stecke sie in die

Hosentasche und ziehe die Jeans über, sie kratzt an meinen Schamhaaren.
»Glaub, ich bin auch krank«, sage ich und drücke mich an Yağmur vorbei, die eine Schnute zieht und immer noch wie Azealia Banks aussieht. Ich renne vor ihr weg wie vor Ebola.
»Will dich nicht anstecken«, rufe ich und verheddere mich in meinen Sneakern, egal, ich renne mit einem Fuß nur halb im Schuh aus dem Haus.
In meinem Kopf dieser neue TikTok-Track, *Supalonely* von Benee, im Takt meiner galoppierenden Füße.
I know I fucked up, I'm just a loser. Shouldn't be with ya, guess I'm a quitter. La la la la la, I'm a lonely bitch.
Das wird mein neuer Theme-Song.
Ich kann Yağmur unmöglich je wieder ins Gesicht schauen. Game Over.
Jetzt hast du sie, Sve, wie du es gewollt hast, ganz für dich allein.

THREAD 2

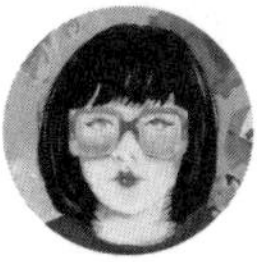

saycheese

Almette

Folgen

3120 Folge ich **70.3K** Follower **2.2M** Likes

Lowkey fuck 2020
I don't know about everybody else
But I think that I am kinda done
Can we just get to 2021? Please
Avenue Beat »F2020«

Sommerferien aus dem Candyshop, echte Premiumschokolade. Von Sonnenstrahlen im Gesicht geweckt. Über 10 000 Likes für mein TikTok von gestern Abend. Und so viele neue Nachrichten in unserer Telegram-Gruppe, dass ich sie nur überfliegen kann. Alle sind bereit. Alle sind da. Unsere Quellen rechnen mit einer Million Leute.
Mein Blick wandert durchs monumentale Wohnzimmer der Schöneberger Altbauwohnung. Matratzenlager auf restaurierten Holzdielen.
Erst kurz vor sieben. Habe mich lange nicht mehr so früh so wach gefühlt.
Jo schnarcht neben mir. Wer hätte das gedacht, dass ich mal weiß, wie der schläft. Dass er sich anhört wie ein Wal über Wasser, wenn er träumt. Ich halte ihm das Blowhole zu. Er beißt mich in den Finger.
»Ugh!« Mia hat die Supervillain-Power, mit ihrer reinen Anwesenheit einen Raum um vier Grad runterzukühlen. »Wird das jetzt hier Petting?«
»Über Pädophilie macht man keine Witze, Schwesterniere«,

sagt Jo. »Du weißt genau, dass ich gegen den Geheimbund von Kinderschändern an vorderster Front kämpfe.«
»Eyes Wide Open!« Ashani kommt mit einem japanischen Teeservice aus der Küche. Der Geruch von Fichtennadeltee wabert mit ihr herein. Surreal, dass die jetzt überall dabei ist, Jos Gwyneth-Paltrow-Verschnitt von einer Mutter. Was ich nicht mehr sagen darf.
»Ist Schwesterniere wieder so ein Jugendwort des Jahres, das ich nicht verstehe?« Ashani hält Jo eine Tasse vor die Nase und streichelt ihm über die Wange. Wenn das meine Mutter wäre, müsste man jetzt Scherben aufsaugen. Aber Jo macht auf Buddha. »Na ja, Schwesterherz wäre gelogen«, sagt er achselzuckend, »aber auf ne Niere kann man zur Not verzichten.«
Ashani lacht.
»Danke, Mama, echt!« Wenn es eine Jammerversion von *The Voice* gäbe, würde Mia die sofort gewinnen. Da müsste gar niemand anderes mehr den Mund aufmachen. Alles, was sie sagt, hat diesen Quietschton der Eifersucht. Weil sie die Miamutter plötzlich mit dem Halbbruder teilen muss. Jo lässt sich neuerdings sogar für Ashanis Instagram-Account ablichten, #familypower. Inklusionsstrategie auf dem Weg zur kritischen Masse, hat Jo erklärt. Je mehr wir sind, desto schwerer sind wir zu überhören.
Muss ihn ganz schön Kraft kosten, ihre absurden Eso-Anwandlungen zu ignorieren, die früher einen halbstündigen Rant ausgelöst hätten. Vor allem den Namenswechsel von Sigrid zu Ashani. Das sei ihr »Lichtkriegerinnen-Name« und zurzeit fühle sie sich kriegerisch. Nach dieser Verkündung musste ich mich kurzfristig auf die Toilette verabschieden, um ungestört ins Gästehandtuch zu lachweinen.
Wie Jo das schafft, keine Miene zu verziehen. Beim dreistündigen Tischgespräch über die besten Chi-Netzstecker und die

Heilkraft regelmäßiger Fastentage hat er gestern Abend nicht ein Augenrollen erwidert.
Als Ashani mir vor acht Wochen zum Geburtstag feierlich einen »Quantenstein der Harmonie« um den Hals gehängt hat, hat Jo noch laut gewiehert. Und mich direkt über den Marktwert aufgeklärt: Locker achthundert Euro hat der gekostet – breites Grinsen –, was meinst du, warum ich Aktien in der Wellness-Industrie habe?
Jetzt gehörst du offiziell zur Familie, Mette, hat Ashani, damals noch Sigrid, gesagt.
Das war schon irgendwie süß.
Und ohne Ashani wäre ich jetzt nicht hier, in Berlin. Im besten Sommer meines Lebens.
Ich fahr mal eben mit nem Uniabbrecher in die Hauptstadt, um eine Revolution zu starten, hätte bei meinen Eltern wohl kaum gezogen. Wenn nicht die Mia und die Miamutter dem Ganzen einen Legitimationsstempel aufgeküsst hätten. Mit der familienfreundlichen Unterbringung, samt ökologisch-zuckerfreier Ernährung aus Urban Gardening. Unsere Schöneberger Gastgeber sind Freunde aus der Anthro-Kirche. Zum Abendessen gab's Gemüsesuppe, die wie Erbrochenes aussah.
Ich höre Mia ins Bad gehen. Sie ist nur so früh wach, weil ihr offizielles Gesicht mindestens sechzig Minuten Backzeit braucht.
Allet jut in Berlin, Mäuseken?, textet mein Vater. Er kriegt es sogar hin, Dad-Jokes zu ruinieren.
Ich antworte mit einem Photoshop-Selfie. Ich und Mia vor dem Fernsehturm. Mit Mauseohrenfilter.
Gib dem Elternaffen Zucker. Der soll bloß nicht anfangen, investigativere Fragen zu stellen. Nicht dass er nach anderen Social-Media-Accounts sucht. Und statt zuverlässiger Assimilation politisches Engagement findet. Bisher lassen sich meine Eltern mit einem extra für sie kuratierten Fake-Insta abspeisen. Missi-

on Tagebuch 2.0. Hotspot der Teenieklischees. Reposts von Tierbabybildern mit inspirativen Captions. Fanrants und K-Pop-Gossip. Und natürlich die neue beste Freundin Mia. Dazu passend die Cover-Story, dass wir zu einem Catcon nach Berlin fahren für ein Meet and Greet mit Curious Zelda, inklusive persönlichem Staring Contest im Park.

Miau miau, schreibt mein Vater. Vergesst die Masken nicht. Tiere können auch Covid übertragen.

Harmlos, hat Jo gesagt, als ich mich beschwert habe, dass mein Vater mich ständig kontrolliert. Sei froh, dass es nur Nachrichten sind und keine blauen Flecken. Oder ein gebrochenes Schlüsselbein.

Dein Vater hat dir das Schlüsselbein gebrochen?

Da habe ich verstanden, dass Jo mir vertraut. Als er Tränen in den Augen hatte. Und er mir erzählt hat von der Zeit vor Mia und dem Momfluencing. Als es nur ihn und seine Mutter gab. Zwei kleine, schmale Menschen gegen einen Hulk von einem Vater. Da habe ich ihm meinen Arm um die Schultern gelegt. Und wir haben uns zum ersten Mal umarmt. Da hat er sich ganz zart angefühlt. Ganz verletzlich unter all der Stärke. Ich bin hier für dich, habe ich gesagt. Und er hat gelächelt: Ich weiß.

Der Morgen ist warm und frei und schmeckt nach Veränderung. Wir sind auf dem Weg. Jo und ich. Ashani, Mia und Luca. Die Altbau-Anthros und ihre vier Kinder.

Mit jedem Schritt tröpfeln mehr Leute ein.

»Willkommen zur Vorhaut«, sage ich zu einem Typen, der sich neben mir einreiht.

»Manchmal merkt man echt, dass du erst fünfzehn bist«, sagt Jo.

»Sechzehn. Remember?«

Mein erster Geburtstag ohne Yağmur, seit wir uns kennen.

Aber fuck it, wir sind in Berlin und die Sonne scheint. Wir sind

hier, wir sind viele, wir sind in den Straßen. Eine verdammte Bewegung.
Am Kleistpark warten unsere Follower fürs Pre-Meet. Klatschen, als sie uns sehen. Jubeln. Strecken ihre Fäuste in den Himmel, ihre Luftballons, ihre Plakate. Die sind wegen uns hier. Wegen Jo und mir und unserer Stimme. Die laut ist. Die gehört wird.
Jo stellt sich auf eine Bank, zwischen die Königskolonnaden. Ich filme ihn so, dass man das protzige Kammergericht hinter ihm aufragen sieht. Wir streamen auf allen Kanälen. Damit es auch die Leute mitkriegen, denen die Kohle für den Zug nicht reicht. Oder deren Oma gerade im Altersheim verreckt – und sie müssen durch eine Glasscheibe weinen und dürfen nicht mal ihre Hand halten.
»Symbolischer Ort, das Landesverfassungsgericht Berlin«, ruft Jo. »Schaut euch den Prunk an, den manikürten Rasen! Als ob die Verfassung richtig was wert wäre. Dabei werden unsere Grundrechte hier mit Füßen getreten. Aber das lassen wir uns nicht gefallen! Wir machen Berlin heute wieder zu einem symbolischen Ort. Für Freiheit und Demokratie. Der 1. August wird in die Geschichte Deutschlands eingehen. Als Feiertag. Versprochen!«
Ich lasse die Kamera über die Gesichter gleiten. So sieht Hoffnung aus, schreibe ich, und die Likes prasseln rein, die Kommentare. Wir sind auf dem Weg, antworten sie, wir kommen.

Das Brandenburger Tor in der Brandung. Wir sind eine Flutwelle. Wir überschwemmen Berlin.
Ein Stimmenchor, den die Schlafenden nicht überhören können. Wir rütteln an ihren Hirnwindungen, bis sie aufwachen. Wir sind die kritische Masse, die das System kippt. Ende und Anfang in einem. Das Ende der Sofatäter. Das Ende der Denkfaulheit. Und der Anfang von Freiheit.

»Weißt du noch?«, sagt Jo, »im April? Mit hundert Hanseln am Aachener Weiher? Und jetzt sind hier mehr als Hunderttausend. Und Hunderttausende mehr auf dem Weg.«
Sie kommen von überall. Hamburg-Flaggen, Chemnitzer Ortsschilder, Stuttgarter Wappen. Herzluftballons und Friedensflaggen.
Am Aachener Weiher waren wir noch Kamikaze. Unangemeldet. Die Bullen auf den Fersen.
»Wenn uns die Steigbügelhalter des Systems heute dumm kommen«, sage ich, »gehe ich mit erhobenen Händen auf sie zu und rufe: Verhaften Sie mich ruhig. Wenn Sie glauben, dass das rechtens ist. Wenn Sie nicht an unser Grundgesetz glauben.«
High Five von Jo. Und Stolz in seinen Augen.
Am Aachener Weiher war Yağmur auch da, mit Sve und einem *Moria-ist-Mord*-Plakat.
Bei der Ermittlung konnte kein Verantwortlicher für den Aufmarsch ausgemacht werden, hat der Polizeisprecher im Kölner Stadtanzeiger gesagt. Ich habe Yağmur den Screenshot weitergeleitet. Mit Augenzwinkern. Sie hat nicht reagiert.
Aber fuck it, wir sind in Berlin.
»Say Cheese!« Ich halte mein Plakat in Jos Kamera. *Der größte Schaden entsteht durch die schweigende Mehrheit, die nur überleben will, sich fügt und alles mitmacht. SOPHIE SCHOLL.*
Vor mir eine Frau in Merkelmaske und ein Typ mit freiem Oberkörper und rotem Body-Paint. Ein Latino radelt durch die Menge. Aus seinem Lautsprecher dröhnt Westernhagens »Freiheit«. Er hat was Ausgelassenes, dieser Sommertag. Ich kann die Revolution in der Luft knistern spüren. Die Hoffnung riechen. Sie vibriert durch meinen Körper, die Wirbelsäule hoch. Zweihunderttausend. Dreihunderttausend. Vielleicht sogar eine Million. Eine Armee hinter mir.
An der Straßenseite eine Herde Demogegner, von Bullen in

Riot-Gear beschützt. Schwarze Montur, Helme, Schlagstöcke. Und Eisengitter. Als wären wir blutrünstige Komodo-Drachen. Hier kommt der Staring-Contest, Social-Justice-Warrior-Edition.

Sie verstecken die Gesichter hinter ihren Plakaten.

Nein zu Nazis.

Wenn sie nicht solche Heuchler wären, würden sie die auf unserer Seite der Absperrung hochhalten. Die Meinungsfreiheit haben die Nazis damals als Erstes verboten, oder nicht? Hitlers Ermächtigungsgesetz = Laschets Epidemiegesetz in NRW.

Ich drehe den Staatsmarionetten mein Sophie-Scholl-Plakat zu und schließe mich ihrem Schlachtruf an: »Nazis raus!«

Ashani rüttelt am Absperrgitter und röhrt. »Ihr nennt also die kleinen Kinder Nazis, die hier friedlich für ihre Rechte demonstrieren?« Macht plötzlich Sinn, warum sie sich als neuen Namen das Sanskrit Wort für Donner ausgesucht hat. Sie streckt den Hatern Luca entgegen, König der Löwen-Style. Jo hilft ihr, und hebt ihn mit seinen langen Armen noch höher.

»Die anderen Kinder auch nach vorne!« Jo hat einen Kameramann mit GEZ-Aura entdeckt. »Damit die Leute sehen, wen es wirklich trifft. Wer den Schaden davonträgt. Nämlich die Unschuldigsten der Welt.«

»Die Unschuldigsten der Welt!«, donnert Ashani.

»Für Sophie Scholl!«, rufe ich in die Kamera, »und den Widerstand!« Mein Ruf wird weitergetragen. Widerstand. Widerstand. Widerstand. Für Sophie Scholl.

Vor der Bühne auf der Straße des 17. Juni haben Leute Picknickdecken ausgebreitet. Trommeln und Trillerpfeifen. Aus den Bühnenlautsprechern wird Deutschrap gespielt. Fremde halten sich an den Händen. Ich schwenke die Handykamera über die Menschenmenge.

»Ist es nicht schön,« sagt Ashani, »dass wir alle zusammen sind?«
Sie hängt sich bei Jo ein. »Das tut dir gut, das merke ich,« ihre Stimme wird zu Halva, »die frische Luft und das Licht.«
»Schau mal, wie braun er geworden ist!« Sie hält mir Jos Arm als Beweis hin. »Richtig gesund.«
Jo entzieht sich ihrem Griff. »Konzentriert euch, Leute«, sagt er.
»Achtung, Achtung«, dröhnt es aus den Lautsprechern, »das Freiheitsvirus hat Berlin erreicht!«
»Wir sind das Volk!«, rufen wir.
»Es ist unglaublich, was hier los ist!« Die Stimme auf der Bühne überschlägt sich. »3,3 Millionen Menschen!«
Ein Sturm in den Straßen.
»Spürst du's?«, fragt Ashani und drückt meine Hand.
Ich erwidere den Druck.
»Ja«, sage ich.

□ **Anonymous** 08/05/20(Wed)11:30:23 No.169809095

>sie hat sich echt verändert
>sie ist gut geworden, richtig gut
>nicht zu vergleichen mit der Mette von früher: keine Präsenz vor der Kamera, hängende Schultern
>stell dir vor, du stehst auf der Kanzel, hab ich ihr eingetrichtert, du musst die Überzeugung eines Priesters haben, du musst an das glauben, was du sagst
>jetzt glaubt sie so fest, dass es wirkt, als hätte sie das Skript selbst geschrieben [soweitkommtsnoch.de]
>PHILOSOPHY DROP Nummer 45, Nietzsche und Foucault
>sie hat die garantiert nicht mal ganz gelesen, geschweige denn verstanden
>was_zaehlt_ist_der_effekt.png
>Macht und Widerstand, ruft meine Soldatin, Gouvernementalität, Disziplinarmacht
>sie spricht so schnell, dass man sie nur versteht, wenn man die Abspielgeschwindigkeit auf 0,75 runterreguliert, sie ballert Wörter wie Projektile
>bam, bam, bam, bam
>gleich steht ihre Zunge in Flammen, whoa, sage ich, whoa, at ease, Soldatin!, bald kriegst du das Bundesverdienstkreuz verliehen, aber bei deiner Lichtgeschwindigkeit hast du die Zeremonie wahrscheinlich schon hinter dir
>wir brechen den Take ab, weil sie so lacht, du bist schuld, sagt sie
>nee, du bist schuld, sage ich, du bist zu gut, Mette, du bist zuuu guuut
>mein Rhetorikunterricht zeigt Wirkung, Sprache ist eine Waffe, du musst sie beherrschen wie ein Sturmgewehr, Training ist

alles, was meinst du, warum Scharfschützen aus der Distanz millimetergenau treffen
>und-noch-mal-mit-gefühl.de
>foucault war ein schlauer Mann, beginnt sie wieder, wusste ganz schön was über Wahrheit und Diskurs, können wir von lernen, sollten wir von lernen, MÜSSEN wir uns ne dicke, widerständige Scheibe von abschneiden
>applaus.gif
>sechs Monate Rhetoriktraining beim Motherfuckin Memelord und Mette feuert millimetergenau, direkt ins Herz
>du musst jedes Wort zu DEINEM Wort machen, hab ich ihr eingebläut, jeden Vokal und jeden Konsonanten, so dass, wenn irgend so ein Canceler dein Wort gegen dich verwenden will, er sich dabei selbst ins Gesicht schießt
>weiter gehts mit der Aufklärungskampagne, jetzt ist Nietzsche dran, wir erklären den Herdeninstinkt besser als jeder zweimal promovierte Philosophieprofessor
>wo es Herden gibt, ist es der Schwäche-Instinkt, der die Herde gewollt hat!, ruft meine Priesterin, ihre Augen funkeln [yas_queen.gif]
>je mehr namhafte Denker du zitierst, desto mehr vertrauen dir die Leute, die wollen sichergehen, dass du sichergehst
>nietzsche sagt, die Menschheitsgeschichte ist ein Kampf zwischen Herrschern und Beherrschten – auf welcher Seite wollt ihr sein?, schreit Mette, Schaum vorm Mund [triggerhappy.gif]
>wir leben im Sicherheitsterror!, brüllt sie
>das ist Baudrillard, Almette, keine Abweichung vom Skript, verdammt nochmal, brauchst du schon wieder ein Grundsatzgespräch
>aber ich unterbreche den Take nicht, die Follower lieben es, wenn sie sich in Rage redet
>sofort Kommentare, als ich es hochlade

>titel: ich bin kein Mensch, ich bin Dynamit

>genau das bist du!, schreibt einer

>die Follower fressen ihr aus der Hand, Lämmer, die Mensch werden wollen, wenn sie groß sind

>das Engagement ist am höchsten, als Mette beim Wort UNTERDRÜCKUNGSMACHT die Stimme wegbricht und man Tränen wittert, es kommen sofort Herz-Emojis und Mutzusprechungen, ich stehe hinter dir, du tust meinem zutiefst verletzten Verstand soooo gut. Hirnbalsam ! <3

>so sieht Hoffnung aus, sage ich und Mette nickt, sie dampft vor Verausgabung

>schweißgebadet wie ne Leistungssportlerin nach dem Rekordgewinn, sage ich, und sie lacht, OK-Hand.gif

>die Analyse der Stats und Kommentare ist das Wichtigste, beim nächsten Drop wieder die Formulierungen verwenden, die eingeschlagen haben, die Leute müssen sich denken: GENAU SO, deshalb musst du dich eben auch ans Skript halten

>sorry, sagt sie, ich war so drin

>mette statt Merkel, schreibt jemand

>schon wieder Tausend Follower mehr, sage ich, die lieben deinen intelligenten Ungehorsam, Priesterin, sage ich, das ist sexy, sage ich

>und sie wird rot, wie immer

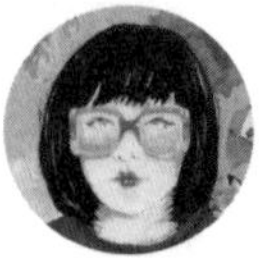

saycheese

Almette

Folgen

2445 Folge ich **78.8K** Follower **2.2M** Likes

It ain't my fault that I'm out here making news
I'm the pudding in the proof
Gotta blame it on my juice
Ya-ya-ee, ya-ya-ee
Lizzo »Juice«

»Frau Odenthal. Bitte.« Herr Danner jault. Von einem unsichtbaren Zwinger in Schach gehalten. Ein Meter fünfzig vor meiner entblößten Nase. Ein Chihuahua, der weiß, dass er zu klein ist, um irgendwas in der Welt auszurichten. Und dir trotzdem das Trommelfell wegbellt, um dich vom Gegenteil zu überzeugen.
»Sind Sie grumpy, weil Ihr Asthma Sie nicht mehr vor Schülerkontakt schützt?«
Die meisten Lehrer haben sich nach dem ersten Lockdown spontan selbst zur Risikogruppe befördert, weil sie nicht mehr von der Couch hochkamen. Dieses Mal hat der Schulleiter das Risiko neu kalibriert. Und alle müssen wieder antanzen. Auch wenn ihnen Reste von verfilztem Plüsch am Hintern kleben.
»Die Mund-Nasen-Bedeckung ist eine verpflichtende Hygienemaßnahme an allen Schulen in NRW«, spult Herr Danner ab. Letztens habe ich einen Philosophy Drop zum Corona-Vokabular gemacht. Wie das Wort Hygienemaßname an Hitler denken lässt, der Promo für ethnische Säuberung macht. Eines meiner Topvideos.

»Vielleicht sollten Sie mal ne Geschichtsstunde zum Sprachgebrauch totalitärer Regime geben?«, frage ich.
Mias Clique klatscht mir Beifall. Herr Danner seufzt.
Ashani hat Mia wegen der Maskenpflicht vom Präsenzunterricht befreien lassen. HOME-Schooling, der letzte Zacken in der Familienmottokrone. Jeden Morgen ein neues Video zu den zehn Geheimnissen erfolgreichen Heimunterrichts. So viel geballtes Komikpotenzial lasse ich mir natürlich nicht entgehen. Aber seit ein paar Tagen ist Mia aus Ashanis Feed verschwunden. Auf ihrem eigenen Kanal postet sie auch nicht mehr. Wahrscheinlich fallen ihr außer dem Schulhof-Graffiti keine litten Hintergründe für ihre Insta-Storys ein.
Zuerst sind Mias Minions ohne sie kopflos im Kreis gelaufen. Jetzt folgen sie mir wie neu geprägte Küken.
Ich komme meiner Pflicht als Gänsemutter nach und übernehme den Unterricht. »Juni 2020«, doziere ich, »Genossin Gebauer verspricht, dass die Schule nach den Sommerferien endlich wieder losgeht wie vor der Corona-Hysterie. Zwei Monate später: Schule unter kompletter Hygienediktatur. Wir laufen rum wie auf der Flucht vor der Religionspolizei: generalvermummt.«
Das RKI sollte mal die Übertragbarkeit des Lachens der Mia-Küken untersuchen. Hochviral. Der Chihuahua hat Probleme, die Klasse zu überbellen.
»Setzen Sie sich hin, Frau Odenthal.«
»Masken behindern die Sauerstoffzufuhr«, sage ich.
»Fake News!«, ruft ein Systemling aus der ersten Reihe.
»Dazu gibt es Studien«, sage ich. »Ohne Sauerstoff kann mein Gehirn nicht arbeiten.«
»Mit Sauerstoff anscheinend auch nicht!« Der Systemling lacht über seinen eigenen Witz immer am lautesten. Seine Herde blökt. Herr Danner verteilt neue Hygiene-Flyer.

»Keine Maske, kein Unterricht, Almette.«
Zu Diensten, Herr Führer.
Flashback zum ersten Schultag nach den Sommerferien. Corona-Ansprache von Schulleiter Hohner. Maskenpflicht im Unterricht, versetzte Pausen, Einbahnstraßensystem. Bei Widersetzen Unterrichtsausschluss. Schweißrand um die Maske mit Schullogo, die er manisch bei jeder kleinsten Bewegung zwischen Rednerpult und Tribünensitz auf- und absetzt. Kein Wunder, er hat die Rede schon siebenmal gehalten, dank Klassenstufenisolation. Unter der Maske die Propagandagrimasse eines internierten Dissidenten, der im Staatssender dem Regime Treue schwört. »Wir haben ein super Hygienekonzept! Dafür möchte ich mich besonders bei unserem pfiffigen Hausmeister bedanken.« Herr Hohner ist zu nah ans Mikro gekommen. Er zückt seine Sprühflasche und desinfiziert die Technik. Quietschgeräuschecho. »Er hat die Desinfektionsspender an den Türen wegen der Lieferengpässe selbst gebaut!« Herr Hohner fuchtelt Richtung Hausmeister am Aula-Ende, der geschmeichelt die Maske abnimmt und aus hundert Meter Entfernung »Dafür nicht!« zurückbrüllt. Eine Terrorladung lebensgefährlicher Aerosole über den Schülerköpfen. Und trotzdem keiner tot.
Was zählt, ist die Fassade der Konformität. Mein Trick: zwei Masken kombinieren, eine über und eine unter der Nase, so dass man die Öffnung in der Mitte nicht sieht.
Hannali, oberstes Mia-Minion, schickt mir ein Meme. Coronasutra: nur noch Analsex erlaubt. Das einzig Gute an Corona ist, dass wir jetzt offiziell im Unterricht Handys benutzen dürfen. Gilt als Digitalisierungsmaßnahme.
Ich drehe mich zu ihr um und mime eine Opernversion von Gal Gadots desaströsem Promi-*Imagine*-Cover. *Imagine all the sheeeple* … Meine Maskenattrappe mutiert zum Schnabel. Hannali kichert, filmt, lädt hoch.

Der Chihuahua dreht sich nach uns um, sieht Maske und vergisst uns wieder.
Die Likes rauschen rein. Grinsen. Machmal vergesse ich, wie viele Follower hinter mir stehen.
Jo schickt eine DM aus dem Zug nach Berlin.
Das Verwaltungsgericht hat das Demoverbot aufgehoben!!!
Meine Erziehungsmarionetten haben mich nicht noch mal nach Berlin mitfahren lassen. »Schulpflicht, Almette.« Das war alles, was sie dazu gesagt haben. Hygiene und Pflicht, die neuen Buzzwords der herrschenden Elite. »Meine einzige Pflicht ist die zum kritischen Denken«, habe ich zur Simulantenkönigin gesagt. Die hat schon nicht mehr zugehört. Hatte auf den AirPods den Corona-Krisenstab des Uniklinikums im Ohr. Simuliert jetzt dort die heldenhaft an die Pandemie-Front gerufene Ärztin ohne Fachbereichsgrenzen. Geht voll auf in der Rolle. Na ja, Hauptsache sie ist nicht im Home-Office.
Yes!, antworte ich Jo. Veranstalte hier grade auch ne kleine Protestaktion …
Ich schicke ihm Hannalis TikTok.
Wir haben doch ausgemacht, dass wir nichts außerplanmäßig posten.
Spielverderber.

Auf der fucking Mädchentoilette plötzlich Yağmur. Ein griechischer Gott könnte keinen passenderen Ort finden.
»Hey.« Das erste Wort seit wie vielen Monaten? Hätte auch was Kreativeres sein dürfen, Yağmi.
»Seit wann hast du die Haare ab?« Ich frage nur aus Höflichkeit. Die Antwort ist zwei Wochen. Natürlich sofort auf Insta gesehen. Ihr langes, seidiges, schwarzes Haar einfach so abgesäbelt. Habe mir vorgestellt, wie es sich anfühlt, direkt an der Wundstelle. Wie eine Schuhbürste.

»Sve hat sie mir geschnitten.« Yağmur wiegt stolz die Domina-Frisur. Voraussetzung für die Aufnahme in Sves Dunstkreis von woke angry rich girls. Sehen aus wie das Ergebnis einer schockierend erfolgreichen künstlichen Befruchtung. Individualismus-Uniform mit blutrotem Lippenstift und mindestens einem Nasenring. Yağmurs Mutter sind die Vorderzähne rausgefallen, als sie den gesehen hat. Hundertprozentig.
Das wichtigste Element im Yağmur-Makeover: ihre moralische Überlegenheit über die Ex-Beste-Freundin. Meine Posts könne sie leider nicht mehr »mit gutem Gewissen liken«. Stattdessen ernte ich die Erweiterung des erhobenen Zeigefingers: rollende Augen. Müdes Gesicht. Wütendes Gesicht. Explodierender Kopf. Jemand, der so viel Cringe postet wie Yağmur, sollte nicht so tief in die abfällige Emoji-Kiste greifen. Bei Insta gibt es die #warriorprincess nur noch im Doppelpack mit ihrer #ladylove. Gestern eine Story, wie Sve und sie mit angehobenen Röcken an eine Mauer im Villenviertel pinkeln. Caption: Mach den Mann Challenge. #femalerevolution. Female Revolution ist offensichtlich am erfolgreichsten, wenn sie sexy ist. Kopf in den Nacken, Hals freilegen, Hintern raus. Yağmur sieht aus wie die Buchstabenillustration der Sesamstraße. Heute lernen wir das S. S wie Schnabeltier, dessen superniedliche Hinterflossen giftige Stachel haben. S wie selbstbezogen. S wie Scheißfreundin.
»Alles Gute nachträglich«, sagt Yağmur, »ich hab dir ein Snap geschickt. Hast du's gesehen?« Ja, Wahnsinn. Vielen Dank auch. Superpersönlich. Ein fucking Corona-Meme. Happy birthday und viel Klopapier. Auf dem Foto eine Drogenwaage, mit der ein Blatt Toilettenpapier abgewogen wird.
Ich nicke.
»Hast du endlich das neue iPhone bekommen?«
»Nee«, sage ich, »nur dieses lausige T-Shirt.«
Ich deute auf mein *Do-your-own-research-Shirt,* das Jo mir zum

Geburtstag geschenkt hat. Natürlich nicht lausig. Aber ich hätte ein bisschen mehr erwartet, ehrlich gesagt. Er hat zwei Kisten mit solchen Shirts zu Hause rumstehen, weil er die Followern schickt, die bei seinen Challenges gewinnen.
Yağmur lacht.
Dann macht sie zwei Schritte nach vorne und umarmt mich. Vollkommen gegen die Hygieneregeln. Drückt mich wie eine Entsaftungsmaschine.
Goldfischglasgefühl. So wie damals nach der SACHE. Als Yağmur ins Krankenhauszimmer stürmte und mich umklammert hat. Als stünde ich kurz davor, als Treibholz weggespült zu werden. Da waren wir im Goldfischglas, alle anderen weit weg, meine Eltern, der Psychiater, die Polizistin. Um uns warmes Wasser und Glas, das uns von der Außenwelt abschirmte und trotzdem alles Licht der Welt reinließ. Yağmur hatte ihre Hand in meinem Nacken, ihre Finger in meinen Haaren. Ich konnte ihr Herz flattern hören. Und ihr Schniefen in meinem Ohr. Ich sah uns beide auf meinem Krankenhausbett sitzen, unsere Pulse schlugen kleine Wellen. Jetzt musste uns nur noch ab und zu jemand Futterflocken ins Wasser werfen, dann könnten wir für immer so bleiben.
»Yaya? Kommst du?«
Sve steht in der Klotür, perfekt getimt. Als Glücksmomentabschlachterin einfach unfehlbar.
Bang. Die Tür fällt zu und ich stehe allein vor den Mädchenklofliesen.
Jetzt bloß nicht heulen.
Zum Glück schreibt Jo.
Hast du gesehen?????
Ein Listicle auf Refinery29: zehn deutsche TikTok-Accounts, die dich durch die Quarantäne bringen.
Schau mal auf Platz 8.

TikTokerin *Danone,* aka Burka Queen. Hat sich zu den Pandemie-Hits in ihrer türkisblauen Burka in unsere Herzen getanzt. Lebensfreude gegen den Corona-Blues. Body-Positivity. Culture-Positivity. Humor. Und das Aufbrechen von Stereotypen. Danke, *Danone,* für deinen Mut. Wir lieben deine Moves. Dank dir sind wir 2020 nicht ganz so oft *Bored in the house and in the house bored.*

Du bist ein fucking Meme, Mette!

Aufatemgefühl. Damn. Wir lieben deine Moves. Wär hätte das gedacht. Dass ich mal. Ein Meme bin. Mit Wiedererkennungswert. Eine Alleinstellungsmerkmalmaschine. Eine verdammte Inspiration.

Ich hab nicht dran geglaubt, am Anfang. Das Warten nach dem ersten Upload. Gähnende Leere, Schwarzes Loch. Drei Likes. Das war's. Weiter, sagte Jo, durchhalten und weiter. Trust the plan. Jeden Tag ein neues Video raushauen, knallhart, und auf jeden Kommentar reagieren. Deren Videos liken. Jeden Tag die populärsten Hashtags recherchieren. Der TikTok-Algorithmus ist ein Staatsgeheimnis. Irgendwo in China in einem Bunker tausend Meter unter der Erde. Unter Militäraufsicht. Aber man kann ihn trotzdem knacken, wenn man was davon versteht. Wenn man die richtigen Informationen hat.

Siebzehn Videos und praktisch keine Reaktionen. Schwarzes Loch. Und ein Nager mit riesigen Schneidezähnen in meinem Herz. Seine Stimme in meinem Kopf: zu unfähig. Zu langweilig. Zu plump. Zu fett. Nie im Leben. Wird jemand wie du. Erfolg haben.

Dann das Video zu PewDiePies Diss-Track *Bitch Lasagna.* Und Bam. Fame. Sofort. Quantensprung. Mit einem Wimpernschlag von einer Realität in die nächste. Kein langsames Follower-Sammeln im Hashtag-Wald. Erst niemand und dann alle. Ich konnte nicht aufhören, den Follower-Count zu checken. Strom im ganzen Körper. Genug Energie, den Köln-Marathon zweimal zu laufen. Tausende Kommentare. HAHAHAHAHA. einfach so geil. Your amazing.

du bist die beste , du machst immer gute Laune.

Love your vid mack sure to ceep the grind thank for the content.

Dann reagierte PewDiePie: my kinda humor. Und Zehntausende mehr. Alle lieben die Burka Queen. Alt TikTok, straight TikTok. Durch alle Bänke, Styles und Gender-Identitäten. »Hab ich doch gesagt.« Jo, der Social-Media-Astrologe. »Hab ich doch gesagt, dass TikTok die Plattform für den schnellen Aufstieg ist. Weil es bei den Recommendations nicht drauf ankommt, wie viele Follower dein Account hat.«

Trotzdem surreal, damals wie jetzt, dieser Erfolg. Liegt es daran, dass die Leute einfach einen guten Whodunit lieben? Und wenn sie rausfinden, wer hinter d-ANON-e steckt, ist das Interesse weg?

»Sobald wir das Reveal machen, wandern die Danone-Fans auch auf deinen offiziellen Channel«, hat Jo gesagt. »Das ist ne Strategie, die man im Militär lernt. Den Feind nie alle Truppen sehen lassen. So dass er hinterher völlig wehrlos dasteht gegenüber einem Heer, das dreimal so groß ist wie erwartet.«

Unsere Stats sind unschlagbar, Mette! Jo ist ganz aus dem Häuschen. Schau dir mal den Traffic an, seit der Artikel gepostet wurde. Ich kann die 400 000 Follower schon riechen. Und du weißt, was dann kommt. Das wird so geil, das Reveal.

Mein Lieblingsvideo als Burka Queen ist nicht in den Top Ten. Ein improvisierter Tanz zum Track des Autotunes von einem Katzenbabyvideo. An dem Tag war ich im Flow. Fast auf dem Motivationslevel einer Zumbalehrerin. Habe plötzlich die innere Tänzerin entdeckt, die meine Mutter immer gesucht hat. Hat wohl vorher das Miau-Miau gefehlt. Jo fand's zu weird fürs straighte Publikum und nicht weird genug fürs alternative.

Und jetzt bin ich trotzdem famous. Influencer-Level.
Nach der Schule mache ich ein Burka-Queen-Video zu Dua Lipa, *Don't Start Now*. Für Yağmur. Nicht, dass sie es schauen würde. Sie folgt dem Danone-Account nicht, ich checke das regelmäßig.
Ein Video, um das mit ihr ein für alle Mal abzuschließen.
Though it took some time to survive you, I'm better on the other side. I'm all good already. So moved on, it's scary.

□ **Anonymous** 08/29/20(Sat)22:01:55 No.557341709

>So fühlt sich der Kommandant nach dem Battle: ausgepowert, aber siegreich
>am Morgen der Menschenrechtsskandal in der Friedrichstraße, kein Durchkommen, weil die Repressionsfunktionäre uns nicht friedlich demonstrieren lassen, trotz verdammter Gerichtsentscheidung
>hubschrauber über uns [apokalypsenow.com]
>attila festgenommen und die Demo aufgelöst wegen sogenannter Gesundheitsbedenken, aber FREIHEITSBEDENKEN hat keiner oder GRUNDRECHTSBEDENKEN
>das ist der Tod der Demokratie, rufen die Freiheitssoldaten, das ist eine Schande des Systems, wir demonstrieren hier friedlich für unsere Rechte und ihr behandelt uns wie Schwerverbrecher, hier sind Kinder dabei, verdammt nochmal, unschuldige Babys
>corona-massnahmen-traumatisieren-kinder.de
>ich schicke die Anweisung über alle Kanäle: kurzzeitiger taktischer Rückzug, wir sehen uns bei der Hauptaktion an der Siegessäule, der Name spricht für sich
>JETZTERSTRECHT.EXE
>am Nachmittag Aufatmen, geht doch, die Straße des 17. Juni ist brechend voll und alle machen Stimmung, es sind doppelt so viele wie am 1. August, mindestens
>robert F. Kennedy Junior ist da: Today Berlin is again the front against totalitarianism
>fucking_mint.jpg
>meine Mutter hat ihre Follower über Insta organisiert, einen ganzen ICE-Wagen voll, Veganer und Anthros, Heilpraktiker und TCMs und übergroße Kleinfamilien

>ballweg ruft die Regierung zur sofortigen Abdankung auf, die Menge in Ekstase

>das ist Kraft, das ist Macht, da kommt Veränderung

>neben mir ein Typ, der sich eine Spritze in den Kopf gesetzt hat, ziemlich gutes Bild, ziemlich einprägsam

>meine Mutter als Pippi Langstrumpf verkleidet, hüpft wie ein Gummiball, wie früher, wenn mein Erzeuger nicht zu Hause war und Mama ausgelassen, bereit für alles, voll auf meiner Wellenlänge, was willst du tun, kleiner Lord, die Welt liegt dir zu Füßen

>schön, dass du dabei bist, sage ich [diarrhea_of_the_mouth.exe]

>sie hält ihr 5G-killt-Plakat und zwinkert mir zu

>jetzt merken es die Leute endlich, dass was dran ist an dem, was ich schon immer gesagt habe, lacht sie, vor allem mit dem Impfen, sogar du

>ja, stimmt, sage ich

>ich habs schon immer gesagt und niemand wollte was davon wissen

>okay, Mama, aber glaubst du wirklich, dass deine selbstgemixten Immun-Booster was bringen, die du auf Instagram vertickst

>klar glaube ich das

>sei ehrlich

>meine Mutter grinst und zuckt mit den Schultern

>als Kind habe ich immer gedacht, dass ich keinem von beiden ähnlich sehe, weder ihr noch meinem Vater, dass ich höchstwahrscheinlich ausgesetzt und adoptiert wurde [da_freut_sich_freud.exe]

>aber jetzt erkenne ich mich in ihrem Grinsen

>sie greift nach meiner Hand und hält sich an ihr fest

>siehst du, sagt meine Mutter, aber bei der globalen Massenmeditation zur Aufstiegszeitlinie hast du trotzdem nicht mitgemacht

>hat ja offensichtlich nichts gebracht [werhaettedasgedacht.mp4]
>weil Leute wie du, die es eigentlich besser wissen, nicht mitgemacht haben, nörgelt sie, wir haben die kritische Masse von einer Million Meditierenden nicht erreicht, um den Energiestrahl aufzubauen und den Quantensprung zur bestmöglichen Zeitlinie zu schaffen
>schroedinger-dreht-sich-im-grab-rum.de
>manchmal fällt es mir schwer, sie nicht einfach mit offenem Mund anzustarren und zu sagen: Du hast sie doch nicht alle
>aber ihre Leute sind zentral für die Mission, auch wenn das bedeutet, dass bei den Protesten jetzt Chads mit Man Bun dabei sind, jesus_styled_by_prada.jpg
>um wirklich was zu verändern, braucht man Masse, da muss man ab und zu ideologische Kompromisse machen
>nachricht von einem Freiheitsrekruten im Telegram-Kanal meiner Spezialeinheit: Sturm auf den Reichstag!!!
>flex-Videos von ein paar Honks, die die Reichstagstreppen hochlaufen und am Eingang von drei uniformierten Hühnerbrüsten gestoppt werden
>FUCKING_NOOBS.PNG
>wollt ihr mich verarschen?
>ober-noob: Du hast doch gesagt, dass wir die Regierung kippen müssen
>ich: aber doch nicht so dilettantisch, ich nenn euch nicht umsonst Kommando Spezialkräfte, das muss VERDAMMT NOCHMAL strategisch geplant sein, ihr Eulen, das muss ein Schlag sein, den sie nicht kommen sehen und der wasserdicht funktioniert
>lasst das in Zukunft den Veteranen koordinieren
>ich hoffe, ihr habt wenigstens verstanden, was schiefgelaufen ist

>hausaufgabe: Analysiert eure Videos wie eine Killcam bei Call of Duty
>wenn dir da der Kopf abgeschossen wird, überlegst du auch, wie es dir das nächste Mal nicht wieder passiert
>zu Befehl, Kommandant!
>das hört sich doch schon besser an
>natürlich muss Merkel weg, schreibe ich, und ihr verdammter Nanny-Staat
>morgen droppt erst mal der Appell für freie Debattenräume, da kriegen wir noch mal eine Menge Rekruten
>dieter Nuhr ist an Bord, Boris Palmer, Ilija Trojanow und Günter Wallraff, jetzt kann uns die Lügenpresse nicht mehr Covidioten oder Nazis nennen, die Zeiten sind vorbei
>KRIEGSKUNST.GIF

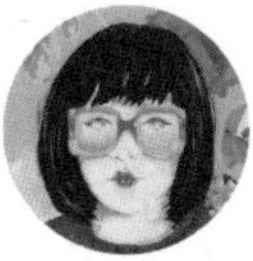

saycheese

Almette

Folgen

2445 Folge ich **150.9K** Follower **2.2M** Likes

One, two, fat thighs, some trousers and a black eye
Guess I'm supposed to be grown,
this how it feel bone to bone

Audrey Nuna »Damn Right«

Nazibraut.

Sind Verschwörungstheoretikerinnen immer so hässlich?

Rassistische Bitch.

Bei jedem neuen Kommentar eine Panikattacke. Schüttelfrost. Zähneklappern. Und dann bricht die Welt vor den Augen weg. Und ich kann nie wieder aufstehen. Will nie wieder aufstehen.

Wir finden sie und ficken sie tot.

Die würde sich doch freuen, wenn sie endlich einer vergewaltigt.

Heute führst du sie den Leuten vor, hat Jo gesagt, ihre eigene Heuchelei. Das war der Deal. Bei 400 000 Followern das Reveal: die Burka Queen ist Almette Odenthal.

Auf den ersten Blick ein TikTok wie jedes andere, Glow Up Challenge zu *Absolutely Anything: I used to be so beautiful, now look at me*. Erst die Queen in ihrer türkisen Burka, wie sie die Arme vor dem Körper kreuzt, und dann die Transition: Almette burkalos. Almette grinsend. Leicht von oben gefilmt. Sexy, hat Jo gesagt. Mit der Verlinkung auf meinen offiziellen Account. Damit die Leute gleich wissen, wem sie folgen sollen.

Und sie sind mir gefolgt. In die Kommentarfelder. In meinen Kopf. In mein Bett. Vor meine Haustür.

Haben mich gedoxxt und einen Leichenwagen vor die Tür bestellt auf meinen Namen.
»Soll das ein Witz sein, Almette?«
Ich kann es meinen Eltern nicht erzählen, natürlich nicht. Dass ich der gehassteste Mensch Deutschlands bin. Fasele was von kollektiver Kunstaktion. Das impliziert Gruppenzugehörigkeit. Ist ihnen immer das Wichtigste. Hauptsache, ich verhalte mich nicht Einzelkind-isoliert.
Die Mutterbrauen heben sich argwöhnisch.
Die Faust ins Gesicht schlagen und das Höschen zerreißen.
Und meine Mutter hält mir einen Vortrag über die Verharmlosung von Tod. »Sterben ist kein Witz, Almette. Ich dachte, dass du das verstanden hast nach letztem Jahr.«
»Hab ich auch«, sage ich, »ich hab's verstanden. Wirklich.«
Heute machen wir das große Reveal, hat Jo gesagt, den Blick hinter die Kulisse. Ganz der aufgeregte Fünfjährige, kurz vor dem Zoobesuch. Und ich befeuert von seiner Laune. Übermütig. Albern. Wir mussten den Clip fünfzehnmal drehen. Konzentrier dich, Mette, das ist ein geschichtsträchtiger Moment.
400 000 Follower. Dann trittst du vor den Bühnenvorhang und verbeugst dich. Und er beginnt. Der wahre Plan. Dann versteht man überhaupt erst. Was gemeint war. Das wird ne Aufklärungskampagne erster Klasse. Am eigenen Exempel demonstriert. Wie die Leute ihren Mainstream-Filter über alles drüberlegen. Wie sie alles nutzen, was ihnen unter den Latz kommt, um ihr Weltbild zu bestätigen. Diese verbohrte Wirklichkeitswahrnehmung, die ihnen jemand mal für zwei Euro fünfzig im Doppelpack angedreht hat. Obwohl sie schon in dem Moment dachten: Irgendwas stimmt damit nicht. Aber es war eben gut verpackt. Leicht zu schlucken. Und konkurrenzlos billig.
Heute führst du es den Leuten vor, Mette. Wie manipulierbar sie sind. Wie gehirngewaschen.

Die Burka Queen ist gar keine tanzende Gute-Laune-Muslimin. Stattdessen ein urdeutscher Streichkäse.
Und die ganzen Kommentare von Herrn und Frau von und zu Cancel-Culture, wie unglaublich befreiend das sei, Vorurteile abzuschütteln und eine Frau Frau sein zu lassen. Völlig egal, was sie anhabe. Völlig egal, ob man ihr Gesicht sehen könne oder nicht. Diese ganzen Loyalitätsschwüre und Anfeuerungssalven, die erkennt man schlagartig als das, was sie sind: Moralqual.
Da schaut sich der ein oder andere das Zwei-Euro-Fünfzig-Paket zum ersten Mal richtig an. Und sieht, was für eine Scheiße ihm da aufgeschwatzt wurde. Will was Besseres. Will sich nicht mehr Billigware unterjubeln lassen, sondern selbst entscheiden. Wer weiß. Vielleicht steht der dann endlich auf. Und tut was.

»Almette! Aufstehen!«
Mein Vater ist zum alten Führungsstil zurückgekehrt und jeden Morgen spätestens um sechs Uhr dreißig wach. Er hat das Blogger-Lotterleben hinter sich gelassen und macht jetzt wieder, was seine Mutter »etwas Anständiges« nennt. Hat sich freiwillig für die Kontaktverfolgung beim Gesundheitsamt gemeldet. Weil er, Zitat, dieser Katastrophe nicht untätig zusehen kann. Die perfekte Ausrede, sein Blog an den Nagel zu hängen, dessen Traffic sich seit Corona halbiert hat. Der Feminismus hat Clout eingebüßt. Kitas und Kindergärten sind zu. Und die Feministinnen damit ausgelastet, im Home-Office hinter ihren Kindern her zu rennen. Damit sich ihre Männer auf die besser bezahlten Jobs konzentrieren können.
»Mette! Schule!«
Ich will nicht aufstehen. Ich kann nicht aufstehen. Die Luft zu zäh in meinen Lungen. Der ganze Körper dick, verklebt, aufgequollen.
Einer der Hater hat einen alten Werbeclip für den verfickten

Streichkäse ausgegraben und unter jedes meiner Videos gepostet. *Almette im Fässchen.* Seine Caption: Almette, das Fässchen. 100% Fettgehalt. 100% Nazi.

»Mette!«

Wenn ich nur die Tür panzern könnte. Wie einen Banksafe. Zum Schutz vor allem, was draußen ist. Aber die Welt dringt durch die Schlitze. Steht in Vaterform vor meinem Bett.

»Papa, ich bin krank! Ich habe ERKÄLTUNGSSYMPTOME. Ich dürfte nicht in die Schule, selbst wenn ich wollte.«

»Deine Mutter hat dein Testergebnis, Mäuschen. Covid ausgeschlossen. Du gehst zur Schule. Ihr habt schon genug Stoff verpasst dieses Jahr.«

Ich kann nicht in die Schule. Zu hohes Risiko, von einem Social Justice Warrior verprügelt zu werden. Zu hohes Risiko, Yağmur zu begegnen. Trotz Schulstufentrennung.

WTF???, hat sie geschrieben. Du gehst auf Demos, auf denen Reichsbürger Flaggen schwenken. Und jetzt machst du auch noch antimuslimische Videos? FUCK YOU.

Sie hat ein Reaction-Video gepostet. Erzählt weinend, dass ihre ehemals beste Freundin jetzt eine Gallionsfigur der neuen Rechten sei und ihr kulturelles Erbe verhöhne.

Mir hat noch nie jemand so weh getan, hat sie gesagt.

Bullshit. Ich war dabei, als ihr Vater ihr aus Versehen mit dem Mercedes über den linken Fuß gefahren ist.

Yağmur versteht nicht, dass es bei den Videos überhaupt nicht um Islam ging. Sondern um die verdammte Meinungsfreiheit.

Mein Vater greift nach meiner Bettdecke. Tauziehen.

Und war's das wert?, würde Yağmur fragen. Fühlst du dich jetzt freier?

War's das wert, dass ich nie mehr aufstehen kann. Und nirgendwo je wieder mein Gesicht zeigen.

Klar, würde Jo antworten. Natürlich.

Leicht gesagt, wenn man nicht im Auge des Shitstorms steht. Und in Morddrohungen ertrinkt. Sondern 30 Kilometer entfernt in seinem Villenviertel *Call of Duty* zockt.
»Ich kann mich nicht dran erinnern, dass ich als Teenager so viel Zeit im Bett verbracht habe.«
Mein Vater entreißt mir die Decke mit einer einzigen harten Bewegung.
»Wir waren einfach motivierter damals, nicht so abgelenkt.«
Er darf mir die Bettdecke nicht wegnehmen. Die ist systemrelevant. Die ist das Einzige, was hilft. Gegen die Schamschlange am Bettende. Alle Dinge, die ich in meinem Leben irgendwann falsch gemacht habe, alle auf einmal, stehen da Schlange, um mich zu quälen. Das Einzige, was ich gegen sie tun kann, ist, die Decke so fest wie möglich um den Körper wickeln, besonders den Kopf.
Bis das Atmen unmöglich ist.
»Ich muss mich erholen«, sage ich.
»Von was?«, fragt mein Vater.

□ **Anonymous** 10/08/20(Thu)17:20:11 No.640593239

>heute fühl ich mich fiebrig, angeheizt
>das Reveal ist ein voller Erfolg [DOPPELMORAL-EXPOSED.GIF], ich habe meinen YouTube-Rekord gebrochen
>im Video zeige ich die beiden Posts auf Refinery29 nebeneinander
>im ersten wird der Danone-Account gehypt wie ein Straßenhund-Aufpäppel-Video, im zweiten dann der gespielte Aufschrei [haareausreissen.de]: Deutsche Verschwörungstheoretikerin aus Köln steckte hinter Burka-Account!!!!
>mit der obligatorischen Moralqual, dass sie sich verarschen lassen haben – von einer Sechzehnjährigen: Wir entschuldigen uns bei unseren Lesern aus vollstem Herzen, es tut uns so, so, soooooo leid
>da ist es wieder, das V-Wort, das die Lügenpresse so gerne benutzt, um Leute als wahnsinnig zu deklarieren, deren Erkenntnisse ihnen Angst machen
>wenn es WAHN ist, kann es nicht WAHR sein
>klassische Repressionstechniken: Jagd auf Kritiker, Diffamieren von Andersdenkenden, Meinungsdiktatur
>es zeigt nur, dass wir der korrupten Machtelite gefährlich werden
>ihrwerdeteuchnochumschauen.de
>das hat schon Foucault beschrieben, wie die Diagnose Wahn instrumentalisiert wird, um Menschen zum Schweigen zu bringen
>dazu sollte ich Mette einen Philosophy Drop schreiben
>wenn sie je wieder einen macht
>die antwortet seit sechs Tagen nicht, geht nicht ans Telefon, lässt den Account versauern

>kein Wunder, dass das weibliche Geschlechtsorgan in den meisten Sprachen ein Schimpfwort ist

>YOUFUCKINGPUSSY.COM

>ein wahrer Soldat würde sich nicht von einer feindlichen Attacke demotivieren lassen, ein wahrer Soldat würde die Gefechtslage analysieren und den Gegenschlag planen

>ein wahrer Soldat würde sich wehren

>also muss ich ihre verdammte Ehre und ihren Account retten

>lade alle gelöschten Videos auf Bitchute hoch

>starte einen Aufruf nach dem anderen: unterstützt mein Patreon, unterstützt Mettes Patreon, schickt uns Donations über Paypal, Subscribestar, egal wie, aber setzt ein Zeichen für die freie Meinungsäußerung

>ich lasse meine Armee sämtliche Kommentarbereiche unter feindlichen Artikeln des Staatsfunks mit Shitpostings zuspammen

>MEME_KRIEG.EXE

>mein Heer arbeitet die Nacht durch, nur das Weibchen stellt sich tot

>die WDR-Website crasht zwölf Minuten lang

>es_lebe_der_sockpuppet_account.jpg

>muss ich mir jetzt wieder Komplimente aus den Fingern saugen, um das Faultier vom Baum runterzulocken, oder den Alleinunterhalter spielen und ihr was vortanzen?

>dancemonkey.mp4

>ich schicke ihr ein Prank-Video von VitalyzdTv, Vitaly täuscht vor, neben fremden Leuten auf die Straße zu pinkeln und laut zu furzen

>bloß nicht deinen Humor verlieren, schreibe ich ihr, wie wärs, wir machen ein Danone-Video, wo die Burka Queen neben der Antifa auf die Straße scheißt, LMFAO

>aber der Danone-Account ist endgültig gesperrt, wegen »wie-

derholtem Verstoß gegen die Community-Richtlinien«, übersetzt: Weil er die Mehrheitsmeinung stört
>alles, was ich vorhergesagt habe, ist eingetreten
>die zensieren eine Sechzehnjährige, die politische Satire macht [remember-lisa-eckhart.com]
>political Correctness hackt dem Humor mit der Axt den Kopf ab
>und die Systemmedien lassen einen brutalen Shitstorm auf einen Teenager los, treten ein verdammtes Kind zu Boden
>wir werden verfolgt, weil die das nicht aushalten, mit ihrem eigenen Unwissen konfrontiert zu werden
>die kennen nur zwei Modi: aus dem Diskurs AUSSPERREN oder EINSPERREN
>von wegen freie demokratische Gesellschaft
>nazimethoden2.0.exe
>damals haben sie Bücher verbrannt und heute löschen sie Social Media Accounts
>weil sie wissen, dass sie bei einer fundierten Debatte verlieren würden
>wo bleibt der Bildungsauftrag, liebe GEZ
>die_einzige_journalistin_der_wir_noch_vertrauen_koennen_ist_karla_kolumna_vom_neustaedter_abendblatt.jpg

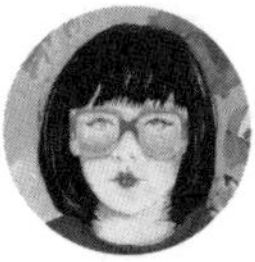

saycheese

Almette

Folgen

2001 Folge ich **109.1K** Follower **2.2M** Likes

I'm a savage
Classy, bougie, ratchet
Sassy, moody, nasty
Megan Thee Stallion »Savage«

Warum repariert keiner die Eismaschine bei McDonalds in Wahiawā auf O'ahu?
Ich klicke mich seit zwei Stunden durch Mcbroken.com, wo man den Funktionsstatus aller McDonalds-Eismaschinen dieser Erde abrufen kann. Wellness-Oase fürs Hirn, diese absolute Irrelevanz der Information. Und ein Gefühl von Kontrollierbarkeit. Auf der Mcbroken-Website zu sein, heißt, für einen kleinen Moment zu vergessen, dass man gegen die Apokalypse machtlos ist.
Internet-Wellness statt Schlaf. Weil ich seit dem Burka-Debakel nicht mehr einschlafen kann beziehungsweise will. Zu viele Alpträume.
Der Inspirobot ist erholsamer als jede REM-Phase. Vom Algorithmus ausgespuckte Motivationssprüche im Instagram-Stil. Find fear. Sell milk. Auf dem Bild eine Frau, die von einem Regenschirm weggetragen wird. Don't hide your fingers. Der Bildhintergrund ein Blitz am Nachthimmel. Und mein Favorit: Don't let a punch in the face get in the way of boredom. Das nehme ich mir zu Herzen. Nichts kommt mehr zwischen mich und meine Langeweile. Die ist meine neue beste Freundin.

Wenn der Inspirobot zu motivierend wird, lulle ich mich mit Kommentaren auf chefkoch.de ein. Die geheime Fundgrube tränendrüsenaktivierender Menschlichkeit. Wie innig Anne Dill Johannes Seidenbrecher zu seinem Sauerbratenrezept gratuliert! Ich wünsche mir, wie sie zu sein. Mich einfach zufrieden zu geben mit einem Leben, in dem eine gelungene Pilzlasagne für meine drei Racker das höchste der Gefühle ist.

Wenn gar nichts mehr hilft, schaue ich nobody.live, wo man sich durch Twitch-Streams klickt, die keine Zuschauer haben. Keine Sorge, ich bin hier, einsamer Streamer! Du bist nicht mehr allein. Ich schaue dir zu, wie du irgendwo auf der Welt schlecht Klavier spielst oder in deiner Garage Löcher in Holzbretter bohrst. Wenn man die Gamer skippt, ist nobody.live pure Poesie. Einmal habe ich eineinhalb Stunden lang dem Mitarbeiter einer bayrischen Elektrofirma dabei zugeschaut, wie er am Computer einen Baustellenplan erstellt. Mit der Ruhe eines Buckelwals hat er seinem nicht existenten Publikum jeden Arbeitsschritt erklärt: So schaut des aus.

Viele vergessen auch einfach, ihr Twitch abzuschalten, dann schaut man in leere, unaufgeräumte Gamer-Zimmer. Das sind die traurigsten Streams.

Nachts stören wenigstens die Alerts nicht mein Zen, dass Yağmur wieder ein Reaction-Video zu einem meiner TikToks gepostet hat. Oder ein neues BlackLivesMatter-Poster bei Insta. In denen taggt sie mich jetzt immer. Der unausgesprochene Vorwurf eine kleine, spitze Nadel.

Seit neuestem verwendet sie ständig den Hashtag muslimqueen, obwohl sie ihr ganzes Leben nie religiös war. Dazu hat sie natürlich auch ein TikTok gedreht: Warum ich jetzt erst meine Religion entdecke.

»Alle immer so: Du hast nie gebetet, bist nie in die Moschee gegangen, warum postest du plötzlich über den Islam? Weil ich es absurd finde, keine Ahnung von der Religion meiner Eltern zu haben. Weil ich es schlimm finde, dass die ihre ganze Kultur aufgegeben haben, als sie nach Deutschland gezogen sind. Alle immer so: Aber ist doch alles gut gegangen, deine Eltern sind megaerfolgreich. Ratet mal, warum meine Eltern so erfolgreich sind? Weil sie Deutsche spielen. Weil sie Vorzeigeausländer sind. Dieses eine Pärchen, das man zum Abendessen einladen kann und dann hinterher sagen: Siehst du, die sind doch gar nicht so anders als wir. Weil in Deutschland muslimisch sein, ausländisch sein, andere Bräuche haben, ein Karrierehinderungsgrund ist. Meint ihr, meine Mutter wäre Chefärztin, wenn sie Kopftuch tragen würde? Sie hat sich alles Pakistanische abtrainiert, ihre ganze Identität, sie ist deutscher als die Deutschen. Und die benutzen sie, um in Diskussionen über Diskriminierung zu sagen: So schlimm kann es nicht sein, bei uns in der Klinik gibt es eine Chefärztin mit Migrationshintergrund.«

»Almette!«

Ich muss mir ein Vorhängeschloss für diese verdammte schlüssellose Türenattrappe besorgen.

Der Vater hat die Mutter im Handgepäck. Oder eher andersrum. Es muss »was Wichtiges« sein. Ich täusche Schlaf vor.

»Was zum Teufel, Almette?« Meine Mutter hat wohl ihre Johanniskrauttabletten nicht genommen. »Du hast Videos in einer Burka gepostet?«

Jetzt ist es also auch zum gemeinen Volke durchgesickert. Mir bleibt nichts erspart. Zehn Tage Internet-Hate und jetzt das Analog-Upgrade: der Eltern-Ausraster.

»Warum, Mette?« Mein Vater imitiert die Muttertonlage so gut, dass sie sich zu einer identitätslosen Audioattacke vereinen.

Warum bist du letztes Jahr schwitzend und jammernd mit einem Schwangerenbauch aus Silikon durch die Gegend gelaufen, Papa, und hast darüber dreihundert Videos gepostet?

»Es ist heute ein Artikel im *Bonner Generalanzeiger*. Mit Foto, Almette.« Die Stimme meiner Mutter hat auf der Opferskala den Weinerlichkeitshöchstwert erreicht. »Mit einem Foto von dir mit verpixeltem Gesicht, dass du aussiehst wie in Sicherheitsverwahrung. Ich kriege den Artikel alle zwei Sekunden zugeschickt. Von Leuten, mit denen ich seit zehn Jahren kein Wort gesprochen habe. Kannst du mir das bitte erklären?«

»Du bist nicht sehr gut im Kontaktehalten?«, sage ich.

»Ist es Stress?«, fragt mein Vater. »Ich hab das schon gespürt, als du noch ein Baby warst, dass du zu gestresst bist. Kaum hattest du Zähne, hast du deinen Schnabelbecher zerbissen. Wir hätten damals schon was tun sollen.«

»Was denn? Babyyoga?«

Meine Eltern schauen mich stumm an. Mir wird mein rotziger, müffelnder Schlafanzug bewusst. Meine seit zehn Tagen nicht gewaschenen, fettigen Haare.

»Hätten die mich nicht für einen Kommentar anrufen müssen, bevor sie das drucken?«, frage ich. »Die Staatspresse pocht doch immer so drauf, wie unparteiisch ihre Berichterstattung ist.«

»Die Staatspresse?« Der Vaterblick wie immer auf die Mutter gerichtet, weil er sich die Welt alleine nicht erklären kann.

»So was kann dir deine Zukunft kaputt machen«, sagt sie, »deine gesamte Karriere. Herr Hohner hat uns heute morgen einen Zoom-Link geschickt. Wir können von Glück reden, wenn er dich nicht der Schule verweist. Zieh dich an, wasch dir die Haare und überleg dir eine verdammt überzeugende Entschuldigung. Das ist kein Witz, Almette, das ist dein Leben. Verstehst du?«

Mein Schulleiter. Herr Dr. Dr. Hohner, Betonung auf dem Dr. Dr. Dessen größte Ambition im Leben es ist, jedes Jahr den Anmelderekord der lukrativsten Kinder an NRWs Privatschulen zu brechen.

»Und wie entsorgen wir dann zum Schuljahresanfang die Schüler, die nicht ins Gebäude passen?«, habe ich ihn mal gefragt. »Exkursion ins Atomendlager?«

Herr Hohner hat gelacht und ist an mein Pult gekommen, um mir über den Kopf zu streicheln.

»Almette, deinen wunderbaren Humor lässt du dann aber beim Tag der Offenen Tür zu Hause.«

»Klar, Herr Hohner. Der ist nur für Sie reserviert.«

Und bei diesem Clown soll ich mich entschuldigen? Für was? Dass ich den Unterrichtsstoff besser verstehe als meine Lehrer?

Vergiss den Zarathustra in dir nicht, hat Jo mir gestern geschrieben. Das System hält die Leute als denkfaule, unfreie *letzte Menschen.* Aber du hältst dagegen. Du kannst ihnen den Weg zur Erkenntnis zeigen.

Warum werde ich dann ausgebuht?

Zarathustra in dir. Klingt ein bisschen wie sexuelle Nötigung.

Ich habe Jo nicht geantwortet.

»Können Sie mich sehen?«

Nein, können wir nicht, Herr Hohner. Aber ich freu mich drauf. Bin sicher, uns erwartet der Corona-Klassiker. Ein peinlicher Zoomfilter, den er nicht ausgeschaltet kriegt oder eine Geliebte, die im Hintergrund nackt ins Bad geht.

Ich überlasse meinen Eltern den Tech-Talk. »Oben links müsste ein Menü sein, Herr Hohner.« »Nein.« »Nein? Dann vielleicht unten rechts?«

Nach fünfzehn Minuten erscheint er verschwitzt in seinem Kästchen, das ihm steht wie angegossen. Er sollte immer im Quadrat unterwegs sein.

Meine Eltern haben ihren Laptop im Wohnzimmer so aufgebaut, dass die wandhohe Bücherwand hinter uns unübersehbar BILDUNG schreit.

»Tücken der Technologie«, seufzt Herr Hohner. Meine Eltern

nicken mitfühlend. Vielleicht sollten sie mal gemeinsam zu einem Seminar an der Altenakademie. Wo man lernt, was Insta-Storys sind.
Die schulleiterliche Enttäuschung in Bezug auf Almette Odenthal macht Herrn Dr. Dr. Hohner »sprachlos«. Es ist allerdings keine Sprachlosigkeit, die sich in Schweigen ausdrückt. Im Gegenteil, Herr Hohner redet wie ein Wasserfall, um seine Sprachlosigkeit zu beschreiben. Das hat echte Rant-Qualitäten. Pluspunkte für die leidenschaftlich zugespitzte Emotion (Enttäuschung!!!), die durch den Bildschirm brennt. Das ist das Wichtigste, sagt Jo immer, die Leute auf der anderen Seite der Kamera müssen spüren, dass es dir ernst ist.
Eine seiner Lieblingsschülerinnen sei ich gewesen, wehklagt Herr Hohner. Nicht umsonst hätte ich jedes Jahr beim Tag der Offenen Tür eine Schüler*innenführung machen dürfen. So viel Vertrauen habe er gehabt in meine Intelligenz, in meine Integrität, in meine charmante Persönlichkeit. Jahrelang habe er das Feedback bekommen, was für eine Nette ich sei. Sprachlos, sagt Herr Hohner. Es mache ihn sprachlos, wie ich mich verändert habe. Ich sei ein repräsentatives Gesicht seiner Schule gewesen, sagt Herr Hohner, und jetzt. Sprachlos.
Dass Dr. Dr. Hohner vor seiner Sprachlosigkeit ein so großer Fan von mir war, liegt daran, dass ich in der fünften Klasse trotz Blinddarmentzündung die Mathearbeit mitgeschrieben habe und erst nach der Abgabe ohnmächtig wurde. Dr. Dr. Hohner rief persönlich im Krankenhaus an, um meiner Mutter die freudige Nachricht zu überbringen, dass ich die höchste Punktzahl erzielt und sogar noch einen Fehler in der Fragestellung korrigiert hatte. Daher dann auch die Ehre, bei der Kundenwerbung neuer finanzkräftiger Hochbegabteneltern beim Tag der Offenen Tür den Vorzeigeaffen spielen zu dürfen, der Pi bis zur hundertsten Dezimale auswendig aufsagen kann.

Jetzt ist das Äffchen leider zur »Problemschülerin« mutiert, deren »Verhaltensauffälligkeiten« ein »Risiko für Mitschüler*innen« darstellen.
Bei den Worten »Ausschluss vom Präsenzunterricht« läuft der Kopf meiner Mutter rot an. »Wir sind systemrelevant!«, ruft sie ins Zoomquadrat, »wir können im Moment nicht zu Hause sein. Das geht nicht.«
Der Schulleiter zeigt sich unbeeindruckt. Maskenverweigerung = Gesundheitsrisiko, da ist das Ermächtigungsgesetz auf seiner Seite. Es gehe hier ja gar nicht um den Artikel im *Bonner Generalanzeiger,* ü-ber-haupt nicht. Es gehe um die fehlende Mund-Nasen-Bedeckung.
Meiner Mutter entgleitet kurz die Kontrolle über ihre Kinnlade. Sie fängt sie aber sofort wieder ein und täuscht, simulationsausgebildet wie sie ist, Überraschungslosigkeit vor. Als wüsste sie schon seit Wochen, dass ich im Unterricht und auf dem Schulgelände keine Maske trage.
Ich sehe ihren Hals zucken, als sie versucht, ausbleibende Speichelflüssigkeit runterzuschlucken.
»Die Maskenpflicht im Unterricht«, sage ich, »wurde doch gerade von Genossin Gebauer, Hauptdarstellerin beim Drosten-Staatstheater NRW, wieder aufgehoben.«
»Drosten-was?« Mein Vater, wie immer der hilfreichste Gesprächsteilnehmer.
»Genau um solche Begrifflichkeiten geht es, Herr Odenthal. Das ist eine sehr bedenkliche Ecke, in die ihre Tochter da geraten ist.«
»Sie geben also zu«, sage ich, »dass der wahre Grund für meinen Rausschmiss Mundtotmachung ist.«
»Mundtotmachung?«, sagt mein Vater.
»Niemand hat von Rausschmiss gesprochen, Almette«, sagt mein Schulleiter. »Aber du kannst nicht am Präsenzunterricht

teilnehmen, wenn du dich weigerst, auf dem Schulgelände eine Maske zu tragen. Das ist gesetzlich festgelegt.«
Die Hand meiner Mutter legt sich auf meinen linken Arm und drückt zu. Ihr kleiner Finger zittert unkontrolliert. Sie zieht die Hand zurück und pinnt sie mit der anderen in ihrem Schoß fest. Ihr rechter Mundwinkel zuckt. Sie kontert mit Vortragshaltung. Brust raus, Bauchatmung.
»Herr Hohner«, doziert sie. »Almette ist dieses Jahr sechzehn geworden. Offensichtlich auf dem Höhepunkt einer gravierenden neuronalen Neustrukturierung. Kognition und Affektregulation sind stark beeinträchtigt. Ich und seit neuestem auch mein Mann arbeiten im Gesundheitssektor. Und Almette versucht, uns durch ihre antimedizinischen, antiwissenschaftlichen Aussagen zu schockieren. Klassisches Abgrenzungsverhalten. Indem Sie es ernst nehmen, verstärken Sie es nur.«
Hat mich meine Mutter gerade für unzurechnungsfähig erklärt?

Zoom beendet. Laptop zu. Almette nach Ende der Herbstferien vom Präsenzunterricht ausgeschlossen.
Die Fassade des Muttergesichts bricht. Sie fängt an zu weinen.
Ich kann mich nicht daran erinnern, meine Mutter je weinen gesehen zu haben. Nicht mal bei der Beerdigung meiner Oma und schon gar nicht bei der von Tante Hanne. Keine Träne hat sie vergossen, als sie nach der SACHE in die Jugendpsychiatrie Köln gerauscht kam, um zu sehen, ob ich noch lebe. Nach meiner Geburt hat sie sich bestimmt direkt präventiv selbst eine Runde Antidepressiva verordnet, um potenzielles Weinen zu verhindern. Postpartale Depression ist statistisch häufiger, als man denkt. Sicher ist sicher.
Und jetzt. Zitternde Unterlippe. Echte Tränen. Nicht zu leugnen. Rotz und Wasser.
Mein Kopf ist heiß. Meine Mutter wimmert. Mein Vater hat sich

von hinten um ihren Bürostuhl gelegt und streichelt ihren Rücken.

Mehrfach setzt sie zum Reden an. Öffnet den Mund. Saugt Luft ein. Und weint weiter.

Wir sitzen zu nahe beieinander, unnatürlich nahe, Zoom-bedingt. Ich schiebe meinen Bürostuhl weg. Mein Herz auf Explosionskurs. Ihr Weinen ist ansteckender als Corona. Das müsste mal einer untersuchen.

Ich habe den Impuls, meiner Mutter eine Hand auf den Rücken zu legen. Mein Hals ist geschwollen.

Sie öffnet den Mund. Zieht Luft ein.

»Als ich schwanger war, hab ich mit dir getanzt«, sagt sie. »Ich hatte Beschäftigungsverbot, weil mir ein Titer gefehlt hat. Dein Vater war auf Dienstreisen und ich war den ganzen Tag allein zu Hause. Ich hab mir ausgemalt, wer du wohl wirst. Was wir alles zusammen machen werden. Ich hab mit dir getanzt. Ich konnte dich im Takt strampeln spüren. Ich hab gedacht, wir werden mal ein Team, du und ich. Ich wäre so gern in deinem Team. Aber ich weiß nicht, wie man aufgenommen wird. Ich hab sogar dein Tagebuch gelesen. Um zu verstehen, wie du tickst. Um dir näherzukommen. Ich weiß, dass das keine Entschuldigung ist …«

»Das sind Stasi-Methoden, Mama.« Meine Stimme flach und krächzig.

»Es tut mir leid, Mette, wirklich. Ich hab gedacht, dass ich dich besser unterstützen kann, wenn ich weiß, was in deinem Leben passiert. Du erzählst ja nie was. Aber es hat nichts gebracht. Ich habe nicht mal gemerkt, dass du depressiv bist. Als Ärztin.«

»Ich bin nicht depressiv, ich bin realistisch.«

»Ich habe jedes Buch über emotionale Entwicklung gelesen. Damit es dir nicht geht wie Hanne. Bei der alle ignoriert haben, wie sie abdriftet, schon als Kind. Was meinst du, wie das für mich war zu wissen, dass ich etwas hätte tun können? Dass sie Hilfe brauchte und ich es nicht verstanden habe? Und dann mache ich denselben Fehler noch mal. Bei meiner eigenen Tochter. Georg hat recht mit der Schnabeltasse. Ich hab das alles nicht gesehen. Die Hinweise, dass es dir nicht gut geht. Ich hab das nicht sehen wollen. Und dann versuchst du, dir das Leben zu nehmen …«

Die Stimme bricht ihr weg. Nur noch Wimmern. Und mein Vater, der leise auf sie ein murmelt.

»Ich wollte mir nicht das Leben nehmen. Ehrlich.« Ich schiebe den Stuhl zurück in ihre Richtung. Jetzt liegt meine Hand doch auf ihrem Rücken. Der vom Schluchzen zuckt. »Das war nicht so gemeint. Das war nur so ne Aktion, Mama.«

»Nur so ne Aktion? Hör dir doch mal zu, Mette! Und jetzt bist du Verschwörungstheoretikerin. Und es ist meine Schuld.«

Ich springe auf und stoße den Bürostuhl mit aller Kraft von mir weg. Er knallt gegen den Schreibtisch. Der Laptop rutscht auf die Schreibtischkante, ihre Hand greift nach ihm.

»Fuck you!«

In meinem Zimmer stapele ich sämtliche Möbel von innen gegen die Tür, so dass selbst ein Brecheisen sie nicht aufsprengen könnte.

Fuck you, Mutter. Fuck you und deinen Superioritätskomplex. Eine depressive Verschwörungstheoretikerin, ja? Klar, sobald wir nicht mehr einer Meinung sind, muss man mich einweisen.

Fast wäre ich auf ihre Masche reingefallen. Auf diese offensichtliche emotionale Manipulation. Ich kann es nicht fassen, dass mich diese Frau zum Weinen bringt. Dass sie diese Macht über mich hat. Ich muss sie abschütteln.

Sie hat mit mir getanzt. Herzlichen Glückwunsch! Nur nicht mehr, als ich dann geboren war. Da war der Spaß vorbei.

Die Bettdecke hilft nicht. Ich kann immer noch atmen. Und sie ist nass von der ganzen Heulerei.

Ich will was tun. Ich muss was tun gegen diese verdammte Un-

terdrückung. Meine Mutter, mein scheiß Schulleiter, meine verdammte Regierung.
SIE heult?
Ich bin diejenige, die hier zum Schweigen gebracht wird. Die keine Stimme hat. Der niemand zuhört.
Mein Handy vibriert. Ich pule mich aus dem Kokon.
Jo schickt mir ein Meme. Das Foto einer Malbuchseite. Im Blumenrahmen steht in breiten Buchstaben *Don't Give Up!* Der Satz ist nur halb ausgemalt.
Ein Lachen bricht aus mir heraus. Als hätte ich seit Jahren nicht gelacht.
Jo findet einfach immer die richtigen Worte.
Plötzlich erinnere ich mich an Hanne bei einer Familienfeier, irgend so ein Omageburtstag. Meine Eltern stutzen mich wegen irgendwas zusammen. Ich renne weinend auf die Toilette. Hanne kommt mir hinterher.
»Einen interessanten, klugen Menschen erkennt man daran, dass er von vielen Leuten angeschrien wird«, sagt sie. »Merk dir das gut. Das findest du nicht auf Ju-Tube.« Sie spricht es aus wie Zahnpastatube.
Ich bringe es nicht übers Herz, ihr zu sagen, dass man das mit Sicherheit bei YouTube findet.

□ **Anonymous** 10/23/20(Fri)12:01:05 No.862003156

>sie antwortet wieder
>aufatmen.de
>reagiert auf mein Meme mit vier Crying-Emojis
>weinst du oder lachst du jetzt?, wir haben da eine generationsbedingte Kommunikationskluft
>beides
>mein Schulleiter hat mich vom Unterricht ausgeschlossen, schreibt sie, wegen der Burka-Geschichte, nur noch Fernunterricht, damit ich die Mitschülerschläfer nicht mit meinem Widerstandsgeist infiziere
>fucking_fucktards.jpg
>das System ist rigged, schreibe ich, gegen Leute wie uns verschworen, wir erklären LAW OF CLUB AND FANG
>sie schickt Fragezeichen [das-ist-jetzt-nicht-dein-ernst.de]
>hast du *Call of the Wild* nicht gelesen, das war auf deiner Leseliste
>nee, sorry, dieser ganze Survivalist-Shit liest sich so macho
>feminazialert.gif
>sorry what, du verstehst schon, dass die Hauptfigur ein Hund ist
>da hast du dann leider eine wichtige Lektion in Sachen Evolution und Naturgesetze verpasst, Femoid, aber Hauptsache deine prekäre Weiblichkeit wurde nicht verletzt
>hättest dus gelesen, schreibe ich, wüsstest du, dass du und der Hund Buck in der gleichen Welt leben, nämlich einer Welt, in der man sich bis auf die Zähne verteidigen muss, um zu überleben
>ich bin kein Hund, Jo
>aber du musst dich verteidigen

>ich brauche keinen zweiten Shitstorm, hab mich noch nicht vom ersten erholt [FEIGHEIT.JPG]
>dass es ein Battle wird, war doch von Anfang an klar, ich dachte, du bist eine Kämpferin
>du hast eine Armee in deinem Rücken, schreibe ich, deine Follower sind wütend FÜR DICH
>zitat: das ist absolut korrekt was Mette sagt. Desshalb verliere Ich die Hoffnung nicht. Man merkt wie die in Panik geraten und alles tun das Sie Ihre Macht nicht verlieren, mit allen Mitteln und das ist ein gutes Zeichen, leider ist das für die meisten Menschen zu viel und Sie glauben lieber einfach das was behauptet wird ohne selber zu rechechieren
>zitat: wenn Ich irgendwie kann werde Ich auch für die Wahrheit und Frieden kämpfen. Es ist schon so viel passiert hinter den Kulissen, der Schneeball rollt und er wird immer grösser, deahalb verhält sich die gegenseite auch so Panisch
>du machst denen Hoffnung, schreibe ich, du setzt der Angstmache was entgegen, die brauchen dich
>die können nicht mal »deshalb« richtig schreiben
>mette, konzentrier dich aufs Wichtige
>ich schicke ihr einen Videokommentar von KönigTv zur Burka-Aktion: Provokateurin mit Intellekt
>der hat dich zu einem Interview eingeladen, Mette, es gibt so viele einflussreiche Leute, die mit dir reden wollen, weil sie es stark finden, was du machst
>über den Schulausschluss können wir uns nur freuen, schreibe ich, das demonstriert die Gewalt des Systems, plus, jetzt kannst du jeden Tag zu uns kommen
>??? [ich-dachte-du-bist-hochbegabt.gif]
>schlag deinen Eltern vor, dass du mit Mia Home-Schooling machst, Dummy, die sind froh, wenn sie sich nicht drum kümmern müssen

>du bist ein Genie, Jo

>wenn-ich-was-weiß-dann-das.de

>komm bald vorbei, schreibe ich, bevor unser Haus in die Luft fliegt, death by Kombucha, die ganze Küche quillt über von brodelnden Weckgläsern, Ashani hat jedem Teepilz einen eigenen indischen Namen gegeben, ich bin in Kontakt mit nem Bombenentschärfer und nem Psychiater

>ha ha ha das muss ich sehen

>ihr Tauwasser tröpfelt, dauert nicht mehr lang, bis ein Gletscherbach entsteht

>du glaubst gar nicht, was alles passiert ist während deines Dornröschen-Schlafs, schreibe ich, ich weihe dich ein, wenn du aufstehst

>ich stehe schon, antwortet sie

>thatsmygirl.jpg

>zurück zur Mission, Soldatin?

>aye aye Sir

>okay, wir beginnen mit dem Pflichtwerk des gefallenen Influencers: das Non-Apology Apology Video

>meilensteine.de

>du musst dich entschuldigen und zwar so, dass es glaubhaft rüberkommt und trotzdem allen klarwird, dass du recht hattest

>lass die Leute deine verwundete Seele sehen

>wie in diesem Bodo-Schiffmann-Video mit dem Update, dass noch mehr Kinder an Masken gestorben sind, da schämt er sich nicht, zu weinen

>das tut weh beim Zuschauen, wenn er KINDER STERBEN! ruft, weil es IHM so weh tut

>und dir tut es auch weh, dass Kinder sterben und dass man dich als Nazi hinstellt und komplett falsch versteht

>du bist verletzt, du bist traurig, du bist wütend und du hast allen Grund dazu

>und Mette beweist, dass sie die geborene Rekrutin ist, sie schickt die OK-Hand, und dann weint sie wie Bodo Schiffmann, gleich beim ersten Take, ihre Lippe zittert und ihr Gesicht ist tränennass
>es tut mir leid, dass ich Leute verletzt habe mit meinen Videos, weint sie, das wollte ich nicht, wirklich, das müsst ihr mir glauben, aber es muss doch Platz geben für Satire, für Kunst, für Humor
>das ist doch traurig, weint sie, dass man nicht mal mehr unzensiert tanzen darf auf TikTok
>damn, Mette, schreibe ich, du hast es drauf
>sie schickt ein schüchternes Grinsen-Emoji
>tauwasser_flut.exe
>wir haben heute das RKI gehackt, schreibe ich
>IM ERNST?
>im Ernst, Dornröschen
>wir haben den Laden komplett lahmgelegt, und du kannst dir nicht vorstellen, was wir alles an Daten gefunden haben, die Lügen und das Cover-Up sind nicht zu leugnen, die Wahrheit wird einschlagen wie eine Bombe
>und das war nur ein Amuse Bouche, wir haben noch viel Größeres in der Pipeline, das Gute ist, dass der Deep State so besetzt ist von pädophilen Sesselpupsern, dass niemand Ahnung hat, wie das Internet funktioniert
>LMAO, schreibt Mette, TRUTH BOMB, Sir

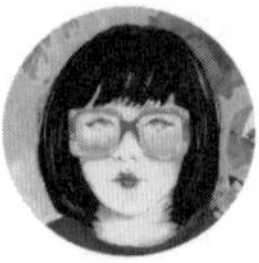

saycheese

Almette

Folgen

2005 Folge ich **131.2K** Follower **2.2M** Likes

I'm a bitch, I'm a boss
I'm a bitch and a boss, I'ma shine like gloss
Doja Cat »Boss Bitch«

Die Graffitis in Köln werden jeden Tag spießiger. Jemand hat das Edeka-Logo mit dem Schriftzug E DIGGA gesprayt. Und daneben: PAPA KUCHEN. Ist wahrscheinlich das neueste Kleinfamilienhobby für Hipstereltern. Spaß für die ganze Familie mit der richtigen Prise risikofreiem Nervenkitzel.
An der nächsten Mauer: YO MAMA LOVES U.
Wut im Hals. Von null auf hundert.
»No, she doesn't«, schreie ich, »no, she fucking doesn't!«
Eine Frau mit Kleinkind auf dem Arm dreht sich nach mir um. Das ist bestimmt die Übermutter vom letzten Mal, diese Gutmensch-Sprayerin. Aber die sehen alle so gleich aus unter ihren Spucktüchern, dass ich mir nicht sicher bin.
»Lass mich in Ruhe und hör auf mit der Propaganda!«, brülle ich sie an. Ihr Kind klammert sich an sie, als ob sie das einzige Gute auf der Welt wäre.
Menschen wollen Kinder, weil man sich ihrer Liebe sicher sein kann. Hunderprozentige Liebesgarantie. Zumindest die ersten zehn Jahre. Die hat man sonst nur bei Hunden, denen nicht in Rumänien mit einem Beil der Schwanz abgeschlagen wurde. Selbst deren Liebe muss man sich erarbeiten. Aber die Liebe deines Babys, dafür musst du nichts tun, weil Babys program-

miert sind, dich sogar dann noch zu lieben, wenn du sie gegen die Wand haust. Oder ihnen jeden Tag sagst, dass ihre Michelin-Ärmchen zu dick sind und sie weniger Milch saugen sollen. Babys sind die Einzigen, deren Liebe wirklich bedingungslos ist. Deshalb will ich keine. Das ist doch creepy, das ist doch ein Fehler der Evolution, die so naiv zu machen. Wenn ich ein Kind hätte, würde ich täglich in seine großen, verliebten Augen schauen und sagen: Reiß dich zusammen, du Hohlbirne! Bereite dich verdammt nochmal auf den Weltuntergang vor und hör auf zu kuscheln.

Als ich in der Regionalbahn nach Bad Godesberg sitze, schickt mir meine Mutter die fünfundsiebzigste Sprachnachricht des Tages. Seit neuestem labert sie mir in ihren Arbeitspausen wirres Zeug aufs Handy, obwohl ich nie antworte. Passt nicht zu ihr. Ist sogar so untypisch, dass ich die Symptome gegoogelt habe. Laut Netdoktor ist sie manisch, schizophren, psychotisch oder steht kurz vorm Schlaganfall. Gestern habe ich ihr den Wikipedia-Artikel zu Logorrhö geschickt. Trotzdem keine Erlösung vom Sprachnachrichtenschwall.

»Heute hatte ich zum Frühstück eine Tomate, die wie eine Ente ausgesehen hat«, erzählt meine Mutter, »mit Schnabel.«

Jepp, definitiv psychotisch. Am besten, ich leite das direkt an meine Extherapeutin weiter.

»Ich hoffe, der Heimunterricht mit Mia macht Spaß«, sagt meine Mutter, »und dass es dir gut geht und du glücklich bist.« Dann: Schluchzen. Seit dem Ground-Zero-Schulleiter-Zoom sind mütterliche Heulanfälle Routine. Der Hohner hat da anscheinend einen Dammbruch ausgelöst und ich bin das Flutopfer. Als ob ich nicht schon genug Probleme hätte.

Die Sprachnachricht bricht mitten im zweiten Schluchzer abrupt ab und lässt mich mit der Stille allein.

Home-Schooling mit Mia ist schlimmer als Schule mit Maske. Ich überlege, ob ich meine Prinzipien über den Haufen werfe und mich doch zwangsvermummen lasse. Mia versteht die Aufgaben nicht. Die Lehrer-Mails klingen jeden Tag vorwurfsvoller. Und Ashani zwingt uns alle zwei Stunden irgendeinen Immuntee auf. Heute: Fichtennadeltee. Sofortiger Würgereiz. Ich nehme an, die Logik ist: Wenn der Körper mit diesem Ekel zurechtkommt, schafft er erst recht Corona.

»Mit dem scheiß Tee hat sie mal fast die ganze Familie umgebracht«, sagt Mia, als ihre Mutter wieder weg ist. Spüre ich da eine Prise Aufmüpfigkeit? Setzt vielleicht gerade verspätet die Pubertät ein?

Ich blende Mia aus und checke die Stats meines TikTok-Accounts. Seit dem Non-Apology Apology Video hat er krassen Zulauf. Jo hatte recht. Wie immer.

Mia redet immer noch. Ich höre sie »Waldbaden« sagen. »Was zum Teufel ist Waldbaden?«, unterbreche ich.

»Shinrin-yoku«, sagt Mia. Ihre Augen glitzern, weil sie endlich mal mir was erklären darf. »Das ist eine uralte japanische Tradition. Man badet in der Waldluft. Stärkt das Immunsystem.«

Ugh, ich wünschte, ich hätte nicht gefragt.

Wann kommst du rüber?, schreibt Jo. Hab ein Skript für dich vorbereitet.

»Eibennadeln«, sagt Mia in einem Tonfall, wie man sonst nur GRIZZLYBÄRATTACKE sagt. »Total giftig! Und eben superleicht mit Fichtennadeln zu verwechseln. Aber die Baum-App hat's zum Glück erkannt.«

»Echtes Nahtoterlebnis, hm?«, sage ich. »NICHT die falsche Nadel im Tee gehabt zu haben.«

Mia reißt die Augen auf. Erinnert sich, wem sie gegenübersitzt. Schamblick. »Sorry«, sagt sie.

Ich stehe auf und klappe meinen Laptop zu.

»Bin dann mal weg. Du sitzt ja eh noch ein, zwei Stunden an der Matheaufgabe.«
»Ich habe eine Matheschwäche, Assface.«
»Damn, Mia! Pass bloß auf, dass du nicht zu viel Charakter entwickelst. Das verwirrt deine Insta-Follower.«

»Almette, Lünette«, sagt Jo, als ich den Kopf in sein Zimmer schiebe.
»Lü-was?«
»Lünette. Kleine preußische Festung. Die Orangerie im Kölner Volksgarten war mal eine. Da kann man im Keller noch das Reduit sehen und ein Stück Wall mit Kasematten.«
Bahnhofverstehen ist gar kein Ausdruck für die Hälfte der Metaphern, die Jo verwendet.
»Du bist meine kleine Festung.« Er lacht. »Nicht zu Fall zu bringen.«
Umarmung. Jo drückt mich an sich. Sein Giraffenkörper fühlt sich stärker an, als er aussieht. Warm und verlässlich. Ein bisschen wie Kian Daatis mit zwei A. Man möchte ihn nicht loslassen.
»Ich bin stolz auf dich«, sagt Jo leise, »dass du aufgestanden bist.«
Während ich im Schildkrötenmodus im Bett rumlag und versucht habe zu verdrängen, dass es TikTok gibt, hat Jo allen Shitlords in meinen Kommentaren einzeln geantwortet. Und sie Marionetten des Systems genannt, denen man die Mainstream-Hörigkeit aus dem Zwergenhirn prügeln müsse. Einem Typen, der geschrieben hat, dass ich zu hässlich bin, um vergewaltigt zu werden, hat Jo geantwortet, er würde rausfinden, wer er sei, ihn festnehmen lassen und dann im Gefängnis einen Gang-Rape organisieren. Jo hat loyale Fans bei der Polizei. War also keine leere Drohung.

»Danke, dass du mich verteidigt hast«, sage ich. Peinlich, wie belegt meine Stimme ist. »Dass du da warst.«
»Egal, was passiert. Du kannst immer auf mich zählen. Soldateneid«, sagt Jo. »Du bist nicht allein, Mette. Ich bin nicht der Einzige, der hinter dir steht. Denk an all die Follower, die für dich durchs Feuer gehen würden.«
Nach Jos Spendenaufruf haben wir allein bei Paypal über zweitausend Euro reinbekommen. Mach bitte weiter, Mette!, haben die Fans geschrieben.

Das Skript ist super. Spricht genau das aus, was ich gedacht habe in den letzten Tagen. Die Ungerechtigkeit, die mir passiert. Mit jedem Satz spüre ich meine Stärke wachsen, meinen Widerstand. Es fühlt sich gut an, mich zu wehren. Nicht mehr rumzuliegen wie diese gestrandeten Wale in Australien, die hilflos vor sich hin verwesen.
»Nice«, sagt Jo nach dem ersten Take. »Aber ich glaube, das geht noch lauter. Die haben dir einen verdammten Leichenwagen vors Haus bestellt, Lünette.«
Der fucking Leichenwagen. Und der ganze Hate. Fette Nutte. Der sich in mein Herz gebohrt hat. Wegen dem ich tagelang geheult habe. Wegen dem ich fast am Strand verfault wäre.
Schon wieder Tränen in den Augen. »Gut«, sagt Jo, »nicht runterschlucken. Nutzen.«
»Die verfolgen mich wie eine Schwerverbrecherin!«, rufe ich ins Ring-Light.
Mein Herz krampft und bäumt sich auf.
»Yes!«, sagt Jo. »Genau so!«
»Mir wird Diskriminierung vorgeworfen!«, rufe ich. »Dabei kämpfe ich für freie Meinungsäußerung. Für JEDEN!«
Ich spüre, wie etwas in mir aufbricht. »Warum verfolgen die mich?«, brülle ich.

»Yes!«, ruft Jo. »Richtig!«
»Warum lassen das alle geschehen? Wir leben in einer Meinungsdiktatur und keiner tut was!«
Mein Hals rau. Schleim in der Nase.
»Du bist gut, Mette«, sagt Jo. »Du bist so gut.«
»Ich lasse mich nicht zensieren!«, schreie ich. »Auf der nächsten Demo werde ich eine türkise Burka tragen. Als verdammtes Symbol! Für die Masken, mit denen wir hier gerade vom neuen deutschen Polizeistaat unserer Freiheit beraubt werden!«
»Yes!«, sagt Jo und umarmt mich. »Die ging unter die Haut, deine Wut.«
Die Likes und Kommentare prasseln nach dem Upload rein wie Hagel. GENAU!, schreibt jemand. MASKEN RUNTER! Ich bin ein freier Mensch, der frei atmen darf.
»Siehst du, was du für ne Schlagkraft hast?«, fragt Jo. »Ich hab's schon damals gewusst. Am Hansaring. Da hast du echten Mut gezeigt. Hat mich an Yukio Mishima erinnert.«
»Ist das ein berühmter japanischer Waldbader?«
»Ha. Ha. Das war ein Freiheitskämpfer. Jemand, der sein Leben geopfert hat für die Revolution. Der wurde auch erst gemobbt und verfolgt. Und am Ende ist er als einer der größten politischen Helden in die Weltgeschichte eingegangen.«
Der Kommentarschwall für mein Video hört gar nicht auf.
Die meisten verschliessen einfach noch Ihre Augen, schreibt ursrütli85, da es so leichter ist das ganze zu ertragen. Aber ich werde die Hoffnung nie aufgeben und falls nötig werde Ich meine Freiheit verteidigen mit welchen mitteln auch immer. Es wird Zeit für die reinigung und Ich glaube Wir sind jetzt mitten drin.
»Wir brauchen Vorbilder wie Yukio Mishima«, sagt Jo, »die uns inspirieren. Du bist so ein Vorbild. Du bringst die Leute zum Denken mit deinen Videos. Jetzt müssen wir es nur noch real umsetzen. Erste Phase Aufklärung, zweite Phase Handeln.«

Schon wieder eine Sprachnachricht von meiner Mutter. »Erinnerst du dich an unsere erste Wohnung?«, faselt sie. »Die alte Dame im vierten Stock mit dem kleinen Hund? Du hast den Hund geliebt, du wolltest unbedingt mit ihm Gassi gehen. Zu jung, hat sie gesagt. Da warst du in der ersten Klasse. Eine Woche später hast du ihr erklärt, du seist jetzt ausgebildete Gassigeherin. Hattest ein Zeugnis aus dem Internet ausgedruckt für Hundetrainer und deinen Namen eingetragen.«
Meine Mutter lacht und fängt dann an zu weinen. Die Aufnahme bricht ab.
»Bist du bereit für die nächste Phase?«, fragt Jo.
»Ja«, sage ich.
»Das geht noch lauter.« Jo grinst und hält mir seine Faust hin zum Fistbump.
»Fuck yeah!«, sage ich und schlage ein.

□ **Anonymous** 11/07/20(Sat)17:26:33 No.959670606

>die Vorlesung von Jordan Peterson an meiner ehemaligen Indoktrinationsstätte zu Köln wurde abgesagt
>dr. B schreibt, es tue ihm leid, er habe sich sehr auf den Diskurs gefreut, er finde es wiwawunderbar, auf welchem Niveau ich das akademische Denken außerhalb der mentalen Gefängnismauern der DRITTMITTELBORDELLE betreibe und dass es innerhalb dieser Mauern kein Interesse an freien Debatten gebe, sei ja leider erwartbar gewesen
>feigling.exe
>ich schmeiße mich aufs Bett, es kracht, Latte gebrochen, ich haue mit der Faust in die Matratze und dann in die Wand über dem Headboard, meine Faust fühlt sich hart an und schwer, sie blutet, ich spüre den Schmerz nicht
>wie soll ich das Peterson sagen, einem Weltstar, dem die Wissenshungrigen überall die Bude einrennen, nur nicht an der Uni Köln [fucking_shitlords.jpg]
>das durchschaut der doch sofort, dass das Zensur ist, und ich stehe als Bauer da, der gleich beim zweiten Zug geopfert wird
>warum hab ich diesen Mist überhaupt versucht, weil das Muttertier es mir eingeredet hat, weil ich mich vom Muttertier habe einlullen lassen
>einer Frau, die ernsthaft glaubt, dass sich demnächst ein ASTROLOGISCHES PORTAL öffnen wird, wenn nur genügend LICHTKÄMPFERINNEN gleichzeitig meditieren
>das ist deine Chance, hat sie gesagt, denen zu beweisen, was sie an dir verloren haben, der ist ein GESCHENK DER ENGEL, dieser Dozent an der Uni Köln, der deine Videos likt und dein Potenzial erkennt und mit dir was organisieren will, da beginnen sich gerade die Erdmächte auszugleichen

>und jetzt schreibt Dr. B, ich solle das nicht falsch verstehen, es gehe weder um meine Vergangenheit an der Universität noch um die Proteste ein paar weniger Studierender, es habe einfach fast keine Anmeldungen gegeben, das sei das Ausschlaggebende, keine Anmeldungen

>vielleicht könne man einen zweiten Anlauf starten, wenn man wieder vor Ort Veranstaltungen machen dürfe, diese Corona-Bedingungen seien der Tod des Diskurses, aber das brauche er ja mir nicht zu erklären

>wie konnte ich mich überhaupt auf eine verdammte Online-Veranstaltung einlassen

>zoom, echt?, hat ein Follower geschrieben, du beugst dich also der Hygienediktatur dieser verdammten UNIformitätsinstitutionen

>ich haue in die Wand, ich haue noch mal und noch mal und noch mal, bis meine Hand blutet, ich spüre keinen Schmerz

>das habe ich davon, auf meine Mutter zu hören

>wennmanandenteufeldenkt.de

>da ist sie schon an meiner Tür, klopft, ruft Jo, Joschilein

>jetzt nicht, du verfickte Klette, brülle ich, aber sie hat die Tür schon aufgestoßen und ich sehe in ihre niedergeschlagenen Augen, in ihre Tränen, direkt ins schwarze Loch ihrer verdammten Unterlegenheit

>es tut mir leid, wimmert sie, das sollte es auch, brülle ich, aber im gleichen Moment bricht mir selbst das Wasser aus den Augen, ich drehe mich weg, aber sie legt trotzdem ihre Arme um meine Schultern, diese peinlich mageren Ästchen, die sie mir vererbt hat

>was ist passiert, fragt sie leise und streichelt mein Haar, streichelt meine blutende Faust

>die haben die Vorlesung abgesagt, sage ich, und ihr Gesicht verändert sich, ihre Augen funkeln

>MOTHERFUCKERS!, zischt meine Mutter
>und ich muss lachen, es bricht nur so aus mir heraus, ein Glucksen und Kratzen
>mama!, sage ich
>motherfuckers!, wiederholt sie, FUCKING FUCKTARDS!, ruft sie, und dann lachen wir beide, lassen uns rücklings auf mein demoliertes Bett fallen, lachen, dass es weh tut
>meine Mutter gibt meiner Faust einen Kuss und sagt: wird schon, kleiner Lord, es wird sich alles richten und am Ende werden wir siegen
>du musst nur tun, was ein General tut, wenn es einen Gegenschlag gegeben hat

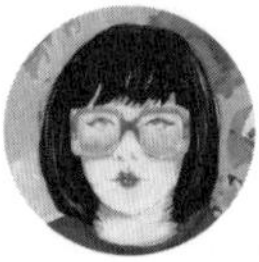

saycheese

Almette

Folgen

2014 Folge ich **139.4K** Follower **2.3M** Likes

Freddie I'm a killer queen
You lather me in kerosene
I think I need a quarantine
Cause I'm a walking Halloween
Audrey Nuna »Comic Sans«

»Ich will dir doch nur zu deinem Glück verhelfen.«
Ashani und Luca stehen sich im Vorgarten gegenüber. Raubtierdressur. Fahrradfahrenlernen, dritter Versuch. Und Luca auf Totalverweigerungskurs. Bewegt sich langsam rückwärts vom Rad weg, mit einem Bein schon fast im zugefrorenen Schildkrötenteich. Das Gesicht zur Fratze verzerrt und am Brüllweinen wie Carole Baskins Ehemann kurz vor der Tigerfütterung.
»Du willst nicht lernen, wie du Mutter Erde retten kannst?«
Das muss man Ashani lassen, sie weiß, wie man prägnant formuliert. Irgendwo muss es Jo ja herhaben.
Der Effekt ist verzögerungsfrei. Luca schüttelt entsetzt den Lockenkopf und nähert sich Feind Fahrrad. Mit langsamen, schweren Schritten. Resignation, der erste Baustein auf dem Weg zum Erwachsenwerden. Ich bin ein bisschen stolz auf das Brülläffchen.
»Wie war Weihnachten, Mette?«
»Kalt«, sage ich.
Weihnachten war scheiße, aber Schwamm drüber. Jetzt bin ich ja wieder unter Menschen, die sich nicht von Angst regieren las-

sen. Und muss mir nicht mehr von meiner gehirngewaschenen Pharma-Mutter jeden Tag einen PCR-Test in die Nase rammen lassen, um mit meiner Oma Christstollen essen zu dürfen.

Während Luca neben uns ängstlich strampelnd in die Zukunft umweltfreundlicher Fortbewegung ruckelt, zeigt Ashani mir den neuen Hühnerstall. Über dessen Eingang ein Zitat von Erich Hambach: *Die Welt braucht eine Umarmung.*

»Du musst mit Mia reden«, sagt Ashani, »ich mach mir Sorgen. Die spielt schon die ganzen Ferien Plümeranze.« Diebstahl geistigen Eigentums. Diese Wortkreation hat sie von mir. Hätte es patentieren lassen sollen. Plümerant, Kölsch für kränklich, und die Plümeranze dementsprechend eine Person, die das Dahinsiechen als Lifestyle zelebriert. Wie die Corona-Dramatiker auf Social Media.

»Liegt den ganzen Tag im Bett«, sagt Ashani. »Kommt nicht mehr zu den Demos. Will nicht fotografiert werden. Ich kann doch nicht von einem Tag auf den anderen meine Tochter von allen Profilen entfernen. Es kursieren schon Gerüchte, dass sie tot ist. Oder schwanger.«

Crash-Geräusch. Luca liegt mit dem Gesicht im Kartoffelbeet. So kann man ihn wenigstens nicht heulen hören. Ich salutiere vor Jos Fenster und gehe Richtung Haustür.

»Ach so, frohes Neues!«, ruft mir Ashani hinterher.

Mhm, genau, frohes Neues. Wer hätte den Plot-Twist erwartet, dass 2021 der Evil Twin von 2020 sein würde. Die mediale Panikmaschine auf Höchststufe. Das Gängelband des Staates kürzer denn je. Dank Merkelbot die Gesamtbevölkerung für den Rest ihres Lebens unter Hausarrest. So langsam wehren sich sogar die Rasenmäher-Eltern. Das Erziehungsprinzip der Totalüberwachung entpuppt sich als Burnout-anfällig, wenn die Kinder permanent zu Hause sind. Auch Stasi-Mitarbeiter haben in Schichten gearbeitet, weil das sonst zu anstrengend geworden

wäre. Nur Billie Eilish, abgedankte Königin der Ritzer, Depressiven und Angstgestörten, tanzt in ihren Musikvideos überraschend gut gelaunt durch leere Einkaufszentren und schiebt sich Junk Food ins Grinsegesicht. Read the room, Billie.
Über unseren Köpfen rattern Rotorblätter. Jos Militärkontakte haben verlässliche Informationen, dass Militärhelikopter zur Ausweitung der Hygienediktatur eingesetzt werden. Was genau sie sprühen, ist unklar. Die Akten werden strategisch geschreddert. Desinfektionsmittel wären noch das Harmloseste. In Russland hat die Regierung vor kurzem 500 Löwen in den Straßen von Moskau losgelassen, um die Leute zu Hause in ihren Käfigen zu halten.

»Raus!«, keift Mia unter der Bettdecke, als ich die Tür öffne.
Ihr Zimmer eine Fledermaushöhle. Vorhänge zu. Müffeln. Und das Gefühl, dass dir im Dunkeln jederzeit was gegen den Kopf fliegen könnte.
Wow. So viel Pissigkeit hätte ich Mia gar nicht zugetraut. Ihr Insta hätte mir zu denken geben sollen. Seit Wochen statt sexy Selfies nur noch weirde Memes. Bilder von Naturkatastrophen mit zynischen Captions. Brennender Wald und darüber in kalligrafischer Schönschrift: Esst mehr Wackelpudding. Nature is healing.
»Deine Mutter macht sich Sorgen um dich.« Jetzt spreche ich schon in Elternplattitüden. Aber was passt besser zu Mia als blutleere Floskeln?
»Meine Mutter ist zu busy mit SunbeamsJess' Schwangerschaft. Das interessiert die doch gar nicht, was ich mache.«
»SunbeamsJess' Schwangerschaft?«
»So ne britische Influencerin. Seit die schwanger ist, zündet sie jeden Morgen ne Dufkerze am Hausaltar an und betet zu Rudolf Steiners Geist für eine glückselige Geburt. Gestern wollte ich mit ihr darüber reden, dass ich, glaub ich, Trichotillomanie habe.

Aber sie glaubt wie immer, das sei nur Hormonungleichgewicht. Und sagt, ich soll mit ihr Seed Cyceln.«

Ich will gar nicht wissen, was Seed Cyceln ist.

»Kommst du zum Online-Unterricht?«, frage ich.

»Das Moodle stürzt doch eh wieder ab.«

»Wenn du nicht kommst, muss ich deine Minions managen. Hannali ruiniert meine Nerven. Würde mich nicht wundern, wenn die irgendwann dafür berühmt wird, dass sie der erste Mensch mit nur drei Hirnzellen ist.«

»Hannali hat mir in den ganzen Weihnachtsferien nicht einmal geschrieben. Die melden sich alle nicht mehr, seit ich so viele Follower verloren habe.« Mias Stimme wird brüchig. Gleich fängt sie an zu heulen.

Ich muss an Yağmur denken. Wie sie mit Sve an irgendeiner Silvesterparty rumknutscht und keinen Gedanken an mich verschwendet.

»Du kriegst sonst nen Verweis wegen der ganzen Fehltage«, sage ich zu Mia. Die hat sich wieder die Bettdecke über den Kopf gezogen. Ich rüttele an ihr. »Mia«, sage ich.

»Raus!«, keift sie. »Ich will allein sein.«

Dann eben nicht. Ich überlasse sie ihrer Fledermaushöhle.

Moodle stürzt wirklich um Punkt acht Uhr dreißig ab, als sich alle gleichzeitig bei Logineo einloggen. Nach einer Stunde und fünfundzwanzig Minuten erfolgloser Bemühungen einer rentenreifen IT-»Fachkraft« erscheint unsere rotköpfige Referendarin im eigentlich vom Datenschutzbeauftragten verbotenen Zoom-Quadrat.

»Ach Mensch«, sagt sie, »ihr habt ja schon wieder alle die Kameras aus.«

»Die schwarzen Quadrate veranschaulichen doch gut unsere aktuelle Lebens- beziehungsweise Spahn-Realität«, sage ich.

»Fang bitte nicht schon wieder an, Almette.«
Ich grinse in meine ausgeschaltete Kamera. Habe mich schon lange ans beleidigte Blöken der Lehrerschafe gewöhnt. Ein weiterer Beweis, dass ich richtigliege. Diskurs nicht erwünscht. Man soll sich stummschalten. Nur sprechen, wenn man vorher die körperlose Zoom-Hand gehoben hat. Und dann auch bitte nur das sagen, was im Schulbuch steht.
Damit kann Frau Zweig mir heute die Laune nicht verderben. Meine Followerzahlen explodieren. Und unser Schulleiter musste eine neue Datenschutzverordnung verschicken, weil unser Squad gestern Yağmurs Ethikstunde gehackt hat, in der den Schülern eine moralische Verpflichtung zur Corona-Impfung ins Gehirn gewaschen werden sollte. Meme-Krieg gegen staatliche Indoktrinierung. Fünfzehn Minuten lang Shitpostings mit Porno-Audio. Ich hätte so gern Yağmurs Gesicht gesehen, aber die hatte die Kamera aus. Jo hat Screenshots der verstörten Ethiklehrerin als Memes verbreitet. Deshalb jetzt die neue Verordnung und ein Ermittlungsverfahren. Aber keine Panik. Nach seinen E-Mails zu urteilen, ist der IT-Beauftragte nie über Windows Vista hinausgekommen. Und Jos Leute sind Profis.
Das Aufzeichnen von Videokonferenzen und Chat-Inhalten ist nicht erlaubt, steht im neuesten Rundschreiben. *Private Gegenstände, die im Bildschirmausschnitt sichtbar sind, sollten entfernt oder abgedeckt werden.* Gut für euch, dass ihr endlich Internet-Etikette lernt. Bedankt euch bei Papa Jo und Mama Mette. Yağmurs Ethiklehrerin hat sich auto-gedoxxt, weil sie an der Pinnwand hinter sich einen Kontoauszug plus Kuvert mit Adresse hängen hatte. Solch geballte Inkompetenz ist schon fast wieder eine Leistung.
Unsere Raids zur Störung von Desinformationskanälen haben wir mittlerweile perfektioniert. Die neueste Strategie: Das System gegen sich selbst verwenden. Jo arbeitet daran, die Frequenz

lokaler Radiosender zu kapern, um unsere Aufrufe zum Großen Trauerzug unter die Schlafschafe zu bringen.

Die Zeit ist knapp, postet gerade ein neues Mitglied auf unserem Discord-Server. Am Ende wird es eine Entscheidung geben müssen um das Ruder noch zu wenden. Menschen wie ihr seid der Brennstoff, den es jetzt braucht! Keep up the great work.

Nur noch ein Monat bis zum Großen Trauerzug. Meine Mutter würde mir ein mobiles EKG um den Hals hängen, wenn sie mein Herz vor Vorfreude flimmern hören könnte. Hunderttausende Leute wie damals in Berlin, wahrscheinlich sogar mehr. Eine Beerdigungsprozession wie für einen British Royal. Und ich an ihrer Spitze. *Deutsche Demokratie, gestorben am 13. März 2020.* Auf einem Grabstein aus Pappmaché. Hinter mir der Sarg auf den Schultern von sechs Sargträgern. Wir legen Kränze nicht weit vom Impfzentrum ab, während Jos Spezialeinheit heimlich ins Gebäude vordringt. Kölnmesse, Halle 4. Kostet seit Mitte Dezember Steuermillionen. Nach unserem Intel ab Anfang Februar in Betrieb. Die Aktion kurz nach der Eröffnung, damit wir so viele Menschenleben retten können wie möglich. Das gesamte Impfstoffgiftlager in Minuten zerstört.

Jo und ich im Tandem. Vorne die Aufmerksamkeit und hinten, unbeobachtet, die Eroberung. Die Kunst der Täuschung, Grundprinzip des Zaubertricks. Es wird an mir liegen, den Blick der Polizei auf die Bühne zu fixieren. Alle in Bann zu ziehen mit meiner Grabrede auf die deutsche Demokratie. Hunderttausende Protestierende. Und Millionen beim Live-Stream.

Bis dahin: durchhalten!!!, schreibe ich unserem Squad. Glaubt nichts, hinterfragt alles! Ein neues Zeitalter bricht an.

Wie kommt ihr ins Impfzentrum rein?, fragt jemand.

Wir haben Leute unter den Sicherheitskräften, die uns durch einen Hintereingang reinschleusen.

Jo kennt überall, wo's drauf ankommt, die richtigen Leute. Hohe

Tiere, die irgendwann angefangen haben zu zweifeln. Er hat Zugang zu Quellen, die streng unter Verschluss gehalten werden. »Kann ich dir vertrauen?«, hat er gefragt, als er mir die Wayfair-Website gezeigt hat. »Ich weihe dich jetzt in etwas ein, was noch fast niemand auf der Welt weiß.«

Wayfair. Ein amerikanischer Online-Möbelhändler. »Fällt dir was auf?«, hat er gefragt. »Absurd teuer«, habe ich geantwortet. Zehntausende Dollar für stinknormale, hässliche Kommoden, die man wahrscheinlich auch noch selbst zusammenbauen musste. »Exakt. Und jetzt recherchier die Möbelnamen.«

Er hat entdeckt, was keiner gesehen hatte. Dass die Namen mit denen verschwundener Kinder korrespondierten. Und die es waren, die hier verkauft wurden.

Plötzlich Klarheit. Als hätte jemand einen Filter von meinen Augen gerissen. Alle Puzzleteile fügten sich zusammen. Die Kabale von Kinderschändern. Die heimliche Elite. Deep State. Hier war der Beweis.

»Fuck«, sagte ich. »Richtig«, sagte Jo. »Der Abgrund ist bodenlos, glaub mir. Wenn du die Wahrheit sehen willst, musst du aushalten können, was sich unter der Oberfläche verbirgt.«

Frau Zweig philosophiert über die Komplexitäten des deutschen Konjunktivs, als ob nicht außerhalb ihres Zoom-Quadrats die Welt unterginge. Ich nehme spontan ein TikTok zu Audrey Nunas *Comic Sans* auf. Jo mag es nicht, wenn ich unseren Content-Plan über den Haufen werfe. Schickt mir trotzdem einen Daumen hoch, als ich ihn um Erlaubnis bitte.

Die again to grow, that's the antidote, that's a miracle, that's the answer ho. Dazu ich, wie ich vorgebe, mich mit einem Schal selbst aufzuhängen. Dahinter die Referendarin auf dem Monitor und die Caption: Selbstmord: immer noch besser als Gehirnwäsche.

Frau Zweig hat die Babyfotos ihres Frischlings an der Wand weder abgedeckt noch entfernt. Wenn sie sich nicht an die Datenschutzverordnung hält, muss ich mich auch nicht an die Datenschutzverordnung halten.
Jo schickt mir den Link zu einem Dokumentenleak. Geheimakten zu Todesfällen bei Testpersonen der mRNA-Impfstoffe.
Siehst du, was ich sehe?, fragt er.
Klar und deutlich, schreibe ich.

□ **Anonymous** 02/01/21(Mon)21:40:02 No.456797642

>die Räder drehen sich
>in einer Woche wird die Höhle des Löwen eröffnet
>historyismadeoffline.exe
>morgen Planungstreffen des Kommando Spezialkräfte [KAMERADSCHAFT.GIF]
>ich poste das Choking Sasuke Meme im Gruppenchat mit einem Bild von Donald Trump, so dass es aussieht, als würde Donald Sasuke mit einer Hand die Luft abdrücken
>you_are_weak_because_you_lack_hatred_sasuke.jpg
>zielplanung abgeschlossen, Begehung des Terrains erfolgreich, Lageplan erstellt, Eventualitäten durchgespielt
>die Lagerstätte der Impfdosen ist geklärt, wir müssen nur noch die Daten zu den Lieferzeiträumen abwarten [high_value_target.exe]
>denkt dran: KEINE HANDYS beim Treffen, schreibe ich, wir wissen nicht, wer mithört, die Location wird kurzfristig über einen sicheren Kanal bekanntgegeben, alle Kommunikation SOFORT LÖSCHEN
>ich spüre das Prickeln, stärker als sonst, so stark wie noch nie
>die Mission ist unseren Brüdern in den USA gewidmet
>6januar2021.de
>das Militär habe einschlägige Beweise, sagt Q, dass es Wahlbetrug war, im großen Stil, Q hat verlässliche Informationen, dass die Deep-State-Akteure kurz vor der Verhaftung stehen, dass Soros sogar schon festgenommen wurde
>in Deutschland wird die Vollstreckung auch bald losgehen
>wenn wir die Mission im Impfzentrum über die Bühne gebracht haben, bescheren wir Frau OB Köln aka Tampon Reker ein DÉJÀ-VU oder Mama Merkel ein PREMIÈR-VU

>der gute »Doktor« Drostci muss auch dringend einen Kopf kleiner gemacht werden
>wer der Abschaffung der Grundrechte tatenlos zusieht, macht sich schuldig, schreibe ich in den Channel, when tyranny becomes law, rebellion becomes duty
>letzte Chance auszusteigen, warne ich, überlegts euch gut, wenn ich den Befehl einmal gegeben habe, ist Rückzug keine Option mehr
>kein-platz-fuer-softbois.de
>es gilt der Ausnahmezustand, also Kriegsrecht
>und Krieg braucht Mut, Stolz und Tapferkeit
>ich fange an zu streamen [unboxing_video.mov], packe Stück für Stück meine Taktikausrüstung aus, brandneue Panzerweste, ballistische Schutzbrille, ein 10er-Set Sturmhauben, Kampfmesser, lange Kabelbinder und drei Sorten Tränengas
>die Rekruten antworten mit Fotos und Videos: Ninja-Sterne, Gaskartuschen, Feuerwerkskörper, Zündschnüre
>ich organisiere noch ein taktisches Training, schreibe ich, hier schon mal ein Video von Active Self-Protection zur Vorbereitung
>mit Donalds Worten: Fight like hell or you're not going to have a country anymore
>planungstreffen morgen um Null neun Hundert Alpha, wer nicht auf die Sekunde pünktlich ist, wird AWOL deklariert
>ist die Mission SCHRÖDINGERS SCHAF ein Go?, fragt jemand
>absolut, antworte ich
>du hast es deinem Streichkäse aufs Brot geschmiert?
>Mette ist auf Spur, verlass dich drauf
>sie hat also zugesagt?
>je später ich den Befehl gebe, desto größer die Wahrscheinlichkeit, dass alles reibungslos läuft

>mein Labor, mein Schaf, mein Experiment
>cliffhanger.jpg
>mein Magen knurrt, ich hab seit Monaten keine Hähnchenschenkel mehr bestellt, weil ich der Ökomutter zuliebe jetzt immer den veganen Mist mitesse, aber heute brauche ich was Richtiges
>ich bestelle eine Riesenportion mit Fritten, Mama bringt sie mir mit vorwurfsvollem Blick
>sorry, sage ich, aber ich hab Mangelerscheinungen und ohne Mampf kein Kampf
>ohne Mampf kein Kampf

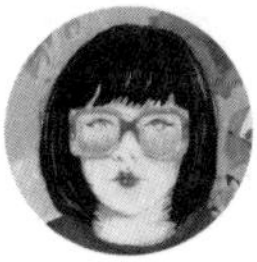

saycheese

Almette

Folgen

2016 Folge ich **142.6K** Follower **2.3M** Likes

Don't talk about me like how you might know how I feel
Top of the world, but your world isn't real
Billie Eilish »Therefore I Am«

Mia hat den Verstand verloren. Hockt in ihrer Fledermaushöhle und spuckt Lügen. Sieht aus wie ein verbrauchtes Kuscheltier, dem das letzte Waschen den Rest gegeben hat. Zerfleddert, die Füllung drängt aus den Löchern. Und alles Weiche, das der Stoff mal hatte, ist in den Untiefen des Raum-Zeit-Kontinuums flöten gegangen.

Einen Lügenhaufen hat Mia auf ihren pinken Teppich vor dem Bett ausgekotzt, auf dem sie thront. Im seit Wochen nicht gewaschenen Onesie. Eine verdammte Müllkönigin. Das ist es wohl, was die damals mit Wohlstandsverwahrlosung gemeint haben, als es das Buzzword des Monats war, Clickbait in jeder zweiten Headline.

Mia behauptet, belastendes Intel über Jo zu haben. Nee, klar, sie ist ja berühmt für ihren investigativen Verstand. Hier geht's nicht darum, ihren Bruder anzuschwärzen, weil er endlich was von der Mutterliebe abkriegt, die Mia für sich gebunkert hatte. Üüüberhaupt nicht.

»Jo ist ein Incel«, lügt Mia. »Der hasst Frauen. Die Hälfte seiner Telegram- und Facebook-Gruppen ist nur für Männer, kein zweites X-Chromosom erlaubt. Davon kriegst du nur nichts mit vor lauter Scheuklappen.«

Ich bin die mit den Scheuklappen, Mia? Versuch mal autonom zu denken, du Vollschaf. Nur weil du das Wort Chromosom zum ersten Mal richtig verwendest, hast du noch lange nichts verstanden.

Ich kriege kein Wort dazwischen, Mia hört nicht auf zu reden. Ihre Lügen prasseln auf mich ein.

»Was ihr da plant«, spuckt sie, »das ist keine friedliche Demo, das ist Gewalt. Ich warne dich, weil ich dich lieb habe.«

Ihre absurde Scheinheiligkeit weckt Flashbacks. Mia, die für ein Ethik-Referat die Prinzipien der gewaltfreien Kommunikation als »anschauliche Szene« vorspielt: Hannali soll Mias hypothetischen Boyfriend geküsst haben. Mia reagiert gewalt- und realitätsfrei. Mit weihevoller Inbrunst legt sie Hannali in vier Phasen ihre verletzten Gefühle dar, als ginge es um ein Opferstatement vor dem Europäischen Gerichtshof für Menschenrechte. Am Ende strecken beide feierlich die Hand zum Versöhnungs-Handshake aus.

»Meine Mutter redet das schön, weil sie alles schönredet, was Jo macht«, lügt Mia weiter. »Der Unirausschmiss war auch nur ein großes Missverständnis. Alles nur Spaß. Jo hat nicht absichtlich einer Professorin, die ein Pferd hat, über einen Hundefutterhändler jeden Tag ein Stück Pferdefleisch nach Hause schicken lassen. Ohren, Hufe, Haut. Weil sie seiner Hausarbeit nicht die Bestnote gegeben hat. Aber das war natürlich keine Drohung, sondern eine kulturelle Referenz. Ein Filmzitat. Weil die mal einen Artikel zu *Der Pate* geschrieben hatte. Meine Mutter glaubt Jo alles.«

An der Wand hinter Mia hängt ihr Rave-Chart. Absurde pseudowissenschaftliche Körpergrafik mit geometrischen Linien und seltsamen Symbolen. Ashani hat die ganze Familie zu *Human Design* verdammt. »Das ist ein Selbsterkenntnissystem«, hat Mia mir stolz erklärt. »Das Rave-Chart zeigt dir, welcher Per-

sönlichkeitstyp du bist. Ich bin ein Projektor.« »Das merkt man«, habe ich geantwortet. Sie hat den Witz nicht verstanden.
Und jetzt will mir dieser wandelnde Overhead-Projektor was über Verblendung erzählen.
Aber Mia ist nicht zu stoppen. »Und jetzt ist Jo auch noch Impfgegner und demonstriert gegen die Pharmaindustrie. Das hat sich Mama so gewünscht, dass er endlich ihre alternativen Heilmethoden ernst nimmt. Aber dass das reine Strategie ist, sieht sie natürlich nicht. Dass ihm nichts gelegener kommt als die verdammte Pandemie. Der reibt sich die Hände, dass die Leute so verunsichert sind. Weil er dann seinen Bullshit noch weiter verbreiten kann.«
Nichts hätte uns Besseres passieren können als Corona, hat Jo mal gesagt. Das war, als mein TikTok-Account zum ersten Mal viral ging.
»Du hast ihn falsch verstanden«, sage ich, »er meint, dass durch Corona die Machenschaften der globalen Machtelite auch für die breite Masse sichtbar geworden sind.«
»Ich versteh dich nicht, Mette«, sagt Mia. »Ich dachte immer, du bist so schlau. Ich dachte, du bist der intelligenteste Mensch, den ich kenne. Und jetzt lässt du dich von einem sexistischen Psychopathen manipulieren wie eine verdammte Marionette.«
»Du tust mir leid, Mia.«
Ich knalle ihre Zimmertür hinter mir zu, dass sie in den Angeln vibriert. Ich sollte das *Guiness Buch* informieren, dass Mia gerade ihren eigenen Dummheitsrekord gebrochen hat. Weil sie eifersüchtig ist. Auf ihren brillanten Halbbruder. Und auf mich, die seit Monaten nicht mehr für Prüfungen lernt und trotzdem Einsen schreibt.
Wenn Jo ein Incel wäre, würde er wohl kaum MIR die Führung seiner Mission überlassen. MEINEN Account viral gehen lassen. Und MICH bis aufs Blut verteidigen.

»Vertrau bloß keinem Familienangehörigen«, hat Jo gesagt, als ich ihn nach dem Ausraster meiner Mutter bei den OSCE-Prüfungen heulend angerufen habe. »Familie ist die ursprünglichste Form der Simulation. Wahllos zusammengewürfelte Menschen, die Verbundenheit spielen. Manchmal schaue ich denen zu, wie sie versuchen, Szenen aus Lucas Bilderbüchern zu imitieren, und sie tun mir richtig leid, diese abgeschliffenen Bausteine aus dem Gesellschafts-Setzkasten.«
Mia hat keine Ahnung. Das ist Naturgesetz. Das steht im Physikbuch. Mia ist die Person, die sich Software-Entwickler unter dümmster anzunehmender User vorstellen.
Woher will sie überhaupt wissen, welche Gruppen Jo bei Telegram führt? Das kann sie gar nicht wissen. Ich checke die App. Eben. Gruppen werden nicht angezeigt. Weder die, die man leitet, noch die, denen man folgt.
Ich google *Mfkn Memelord*. Jos Youtube-Account, sein Insta, sein TikTok. Ein paar Gamer-Foren. Sein Facebook. Kenne ich alles. Hochintelligente, gut recherchierte Posts. Keine Spur von Frauenhass.
»Als wir hier eingezogen sind, hat meine Mutter die Nachbarfamilien zum Grillen im Garten eingeladen«, hat Jo mir damals erzählt, »und alle haben gesprochen wie schlechte Schauspieler. Wie nach Skript. Es war unheimlich. Ich hatte plötzlich diese Vision, dass ich Benzin in den Grill gieße und es eine Stichflamme gibt. Und alle fangen an zu schmelzen, und es stellt sich raus, dass sie komplett aus Plastik gegossen sind.«
Ich weiß noch, wie ich aufgeatmet habe, als er das gesagt hat. Ich war froh, dass ich ihn angerufen hatte. Er versteht mich, habe ich gedacht. Er versteht die Welt, in der wir leben.
Eine Plastikfigur ist Mia. Eine verdammte kleine Schauspielerin. Hat alles erfunden. Natürlich hat sie das erfunden.
Auf Jos Facebook-Profil gibt es eine Gruppe. *Brawl of Duty*.

Knapp 70 000 Follower. Ich finde keine Frau unter den Mitgliedern.

»Das war ja mal wieder ne Performance«, sagt Jo, als ich in sein Zimmer komme, »von Miss Lästerschwester. Ich sollte sie wegen Rufmords verklagen.«
»Du hörst sie ab?«
»Die Wände hier sind aus Reispapier, Mette.«
Mein Bauch rumort. Fucking Mia macht mir Durchfall.
»Deine Gruppe bei Facebook«, frage ich. Meine Stimme viel leiser, als ich es vorhatte. »Brawl of Duty. Lässt du da nur Männer rein?«
»Warte mal. Du glaubst dem Hühnchen?« Ich kann seine Enttäuschung in meinem Körper spüren.
»Du sagst doch immer: alles recherchieren. Alles hinterfragen.«
»Das ist eine Gruppe zu *Call of Duty*. In der sind hauptsächlich Männer, weil das hauptsächlich Männer spielen.« Jos Stimme ist laut und verletzt. »Ich wusste nicht, dass ich dir Rechenschaft schuldig bin für jeden verdammten Chat mit Freunden.«
Plötzlich Tränen im Hals, wo sie rein anatomisch ganz bestimmt nicht hingehören. Runterschlucken.
Ich muss daran denken, wie Jo mich aufgebaut hat, als das mit Yağmur war. Die kann dir nicht das Wasser reichen, hat er gesagt. Du brauchst sie nicht. Du hast jetzt mich.
»Nein«, sage ich, »du bist mir gar nichts schuldig. So war's nicht gemeint.«
»Aber du spionierst mir sofort hinterher, wenn Mia sich ihr Püppchenmaul zerreißt?«
Ich habe Jo nur einmal so verletzt gesehen. Als er mir von seinem Vater erzählt hat. Sein Körper zittert. Ich lege ihm eine Hand auf den Arm.
»Entschuldige, Jo. Tut mir leid, wirklich.«

Er schüttelt meine Hand ab, nimmt sein Handy raus und checkt die Stats seines YouTube-Accounts. »Wenn du nicht an mich glaubst, nicht an die Sache glaubst, dann sag's lieber jetzt«, sagt er, ohne mich anzusehen. »Dann such ich jemand anderen für die Mission.« Er hört sich resigniert an, richtig traurig.
»Natürlich glaube ich dran.« Ich kann die Tränen nicht zurückhalten, sie fluten mein Gesicht. »Unsere Mission ist das Wichtigste, was ich je gemacht habe. Ich werd alles geben beim großen Trauerzug, versprochen. Die Polizei wird sich nicht ein Mal nach euch umdrehen. Ehrenwort.«
»Das kannst du nicht garantieren«, sagt Jo.
»Klar kann ich—«
Jo unterbricht mich, ohne mich anzusehen: »Ich hätte ne Idee, wie wir ganz sichergehen können. Aber es ist dir wahrscheinlich zu krass.«
Wenigstens hat er aufgehört, sein Handy zu checken.
»Jo, ich stehe voll hinter dir. Du kannst dich auf mich verlassen. Was ist die Idee?«
»Du machst es eh nicht.«
»Jetzt sag schon.«
»Es ist was, das es noch nie bei einer Corona-Demo gegeben hat. Das einschlagen würde wie eine Bombe. Das schlagartig den Ernst der Lage bewusst machen würde.«
»Fire«, sage ich. »Was ist es?«, frage ich. »Ich glaube an deine Ideen«, sage ich. »Hundert Prozent. Where we go one, we go all.«
Jo dreht sich zu mir um. Sein Grinsen steckt mich an, wie immer. Er umarmt mich. »Lünette«, sagt er, »meine kleine Festung. Ich wusste, dass ich auf dich zählen kann.«
Mia, die Ratte, hätte ein Diss-Video zu diesem idiotischen Billie-Eilish-Song mit dem Einkaufszentrumsvideo verdient. *I'm not your friend or anything, damn. I think, therefore I am.*
»Erinnerst du dich«, fragt Jo, »an Yukio Mishima?«

□ **Anonymous** 03/11/21(Thu)09:53:10 No.815208993

>mensch Jo, sagt meine Mutter, Mensch Jo, toll ist das, was du da auf die Beine gestellt hast, Wahnsinn
>sie strahlt, hat sich das PEACE-Zeichen mit Bodypaint ins Gesicht gemalt
>wir sind Lichtkämpfer, sagt sie, ich spür das
>sie drückt meine Hand, ihre Augen schauen zu mir hoch [mutterstolz.jpg]
>vortreffen mit dem Kommando Spezialkräfte vor Demo-Anfang in einer versteckten Halle an der Deutzer Werft
>glücklich sind sie nicht, dass Ashani mit uns ins Impfzentrum eindringen wird
>ich dachte unser Kodex ist #nogirlsallowed, hat jemand in den Chat geschrieben
>wahrscheinlich denken sie heimlich MUTTERSÖHNCHEN, sollen sie das mal laut sagen, dann sehen wir, wer die schärferen Waffen hat, friendly fire ist nicht mein Style, aber ich bin der Befehlshaber und das hier ist meine Mission
>ashani hat verdient, dabei zu sein, da hat sie recht, immerhin ist sie eine der Topinvestoren, hat über 10 000 Euro gespendet und meine Ausrüstung bezahlt
>ich bin so froh, sagt sie, dass wir endlich was tun, um unsere Kinder zu schützen, dass wir das Gift zerstören, es fühlt sich so gut an, nicht mehr hilflos rumzustehen mit gefesselten Händen, wir bewegen was, wir machen die Welt gerechter und freier
>ja, sage ich, gerechter und freier und wahrer
>wir sind eine Bewegung, sage ich, wir sind eine FAMILIE, wir halten zusammen
>ich liebe dich so, sagt meine Mutter, manchmal hab ich Angst, dass ich dich zu sehr geliebt haben könnte, ich hab dich mit Liebe

zugepumpt, bis du geborsten bist, oder nicht, du bist an meiner Liebe zersprungen

>nein, sage ich, nein, Mama, im Gegenteil, nur deshalb stehe ich doch heute hier, nur deshalb habe ich die Kraft aufzustehen, wegen deiner Liebe

>ich bin stolz auf dich, sagt meine Mutter, du bist ein Anführer, Jo, du kriegst die Leute dazu, Mitgefühl zu haben mit den Schwachen, die sich nicht wehren können, und sogar mit denen, die noch schlafen

>wie der kleine Lord damals mit dem alten Mann, er hat ihn zu einem guten Menschen gemacht, und das tust du auch, du machst uns alle zu besseren Menschen und die Welt zu einer besseren Welt

>erinnerst du dich an den Film, fragt meine Mutter, klar, sage ich [soll-das-ein-witz-sein.de], den haben wir doch hunderte Male zusammen geschaut, wenn Papa weg war, wir haben Kakao gekocht und uns unter der Decke zusammengekuschelt

>den kenne ich auswendig, den Kleinen Lord, sage ich

>siehst du, hast du mich einmal gefragt, wie der kleine Lord dem Großvater, der immer schlechte Laune hat, der immer kurz vor der EXPLOSION steht, weil ihm das Leben so weh tut, siehst du, wie er dem Großvater das Herz auftaut und ihn zu einem ganz lieben Menschen macht, der nie wieder irgendjemandem weh tun würde?

>ja, habe ich gesagt und mir in dem Moment geschworen, das mit Papa genauso zu machen, ihm seine schlechte Laune auszutreiben und ihn zu einem ganz lieben Menschen zu machen, der dir nie wieder weh tut

>ich hab mir solche Mühe gegeben, Mama, sage ich, zu sein wie der kleine Lord, aber es hat einfach nicht geklappt

>meine Mutter nickt und schaut weg, sie schaut meine Follower an, die auf mich warten

>damals war ich nicht stark genug, sage ich, aber jetzt mache ich es wieder gut

>meine Mutter tippelt auf den Zehenspitzen und schaut den Boden an, ihr Peace-Make-Up ist ums Auge verschmiert

>ich liebe dich auch, sage ich und greife nach ihrer Hand, auf in den Kampf!

>sie hebt den Kopf und grinst übers ganze Gesicht, Widerstand der Impfdiktatur!, ruft sie, Widerstand der Impfdiktatur!, rufe ich

>und wir gehen zusammen zum Podest, nebeneinander, ich schalte das Mikro an, alle Augen sind auf mich gerichtet, die ganze Einheit steht stramm

>alles, was wir wollen, ist Frieden, rufe ich und meine Mutter hebt ihre Faust neben mir, wir wollen friedlich und frei leben

>aber unsere Stimmen werden strategisch zum SCHWEIGEN gebracht, man nimmt uns die Luft zum Atmen

>ich halte eine FFP2-Maske hoch, das hier ist das neue Hakenkreuz, rufe ich, die deutsche Diktatorin und ihre Lakeien halten die Bevölkerung mit unsachlicher Hetze in Angst und Schrecken, demnächst wird es Quarantänelager nach dem Auschwitzprinzip geben, schon jetzt werden medizinische Experimente an der Bevölkerung durchgeführt

>aber wir lassen ihr Gift nicht in unsere Venen

>heute werden wir ein Zeichen setzen, rufe ich, the only thing necessary for the triumph of evil is for good men to do nothing

>ich halte ein Feuerzeug hoch und lasse die Maske in Feuer aufgehen, meine Leute jubeln

>tag_der_abrechnung.jpg

>landesverräter sind zur Neutralisierung freigegeben, rufe ich, dazu zählt auch die Lügenpresse

>falls unsere Sicherheitsleute daran gehindert werden, uns ins Gebäude zu schleusen, wisst ihr, wo die Fenster liegen und wie ihr sie einschlagen könnt

>our unit is a GO, wir warten nur noch auf Almette
>wo bleibst du, schreibe ich
>bin auf dem Weg, antwortet sie, KVB Verspätung, sorry
>du machst jetzt hoffentlich keinen Rückzieher mehr, schreibe ich, die Mission hängt an dir
>dein Heer ist bereit und wartet auf Führung

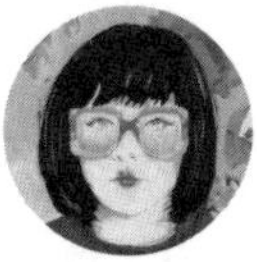

saycheese

Almette

Folgen

2017 Folge ich **158.2K** Follower **2.3M** Likes

I know, you know, we know
We weren't meant for each other and it's fine
But if the world was ending
You'd come over, right?
Julia Michaels, JP Saxe »If the World Was Ending«

Die U-Bahn kommt nicht. Polizeieinsatz irgendwo auf der Strecke. Fahrten auf unbegrenzte Zeit verschoben. Ich kann Jos Gesicht vor mir sehen. Stressperlen auf der Stirn. Mit jeder Minute, die ich zu spät bin, eine weitere Perle. Unsere Leute am Treffpunkt werden immer mehr. Und Jo muss sagen: Sie ist noch nicht da, eure Anführerin, sie kriegt es nicht auf die Reihe, bei ihrer eigenen Demo pünktlich aufzukreuzen. Sie hat stundenlang im Bad gestanden und sich im Spiegel angestarrt in ihrem weißen Kimono. Und hat Angst gehabt rauszugehen. Obwohl sie die Robe einer Heldin trägt. Die größte Ehre, die es gibt in der Samurai-Kultur. Aber sie ist ein Baby und hat Angst.
Jetzt starren die Leute in der U-Bahn-Station. Weil die scheiß Bahn nicht kommt und sie sonst nichts zu sehen haben. Ich zittere. Jos Ansage war: keine Jacke über dem Kimono. Man soll mich erkennen, schon von weitem, von überall. Ich zittere. Draußen ist es scheißkalt. Apokalypse, das tiefste Sturmtief seit Beginn der Zeitrechnung. Auf dem Weg zur U-Bahn hat mich der Sturm fast vom Boden gehoben. Muss ausgesehen haben wie ein debiler Engel.

»Erinnerst du dich an Yukio Mishima?«, hat Jo gefragt und mir den weißen Kimono gezeigt. Mit weiten Flügelärmeln. Der mich an Yağmurs Judo-Uniform erinnert hat, in ihrer Selbstverteidigungsphase. Darüber ein Überwurf, der ein Dreieck über den Schultern bildet und dem ganzen einen 80er Jahre-Fashion-Look gibt mit zu großen Shoulder-Pads.
Die U-Bahn-Blicke wandern zur Rolltreppe. Ein muskulöser Typ in kurzen Hosen und buntem Hawaiihemd fährt mit geschwellter Brust auf die U-Bahn-Plattform runter. In der einen Hand eine Eistüte, in der anderen einen Energydrink. Die nassen Klamotten kleben ihm am Körper und er zittert so stark, dass man sein Zähneklappern hören kann.
»Wollt ihr für die Welt bereit sein, ihr Schwänze?«, brüllt er ins Publikum. Leckt an seinem Cornetto. Friert dann kurz ein und schüttelt sich. Ein Mann am Gleis sagt lachend was auf Türkisch. Und ich weiß nicht, ob der Eistütenhalter versteht, was er sagt, aber er rast sofort auf ihn zu wie ein Stier auf seinen Torero. Kurz vor ihm bleibt er abrupt stehen, setzt seine Getränkedose auf den U-Bahn-Fliesen ab und balanciert die Eistüte obendrauf. Dann hebt er die Fäuste und setzt zum Schlag an.
»Erinnerst du dich an Yukio Mishima?«, hat Jo gefragt und ich habe genickt und gespürt, dass das gerade eine Prüfung war, von Abiformat. Eine, die man nicht einfach wiedergutmachen kann, wenn man sie verhaut.
Hatte den natürlich sofort gegoogelt, als Jo ihn zum ersten Mal erwähnt hat. Yukio Mishima. Seppuku. Harakiri. Hält am 25. November 1970 in einem weißen Kimono auf dem Balkon des militärischen Hauptquartiers in Tokio eine Rede. Ruft die japanische Armee zur Besetzung des Parlamentes auf. Begeht wenig später den rituellen Märtyrertod, indem er sich den Bauch aufschlitzt.

Dem Eistütenmann ist die geballte Faust scheinbar direkt vor dem Ziel eingefroren. Sieht aus wie eine Kunstinstallation. Die Hand des Toreros ruht auf seiner Schulter. Fast streichelt er ihn. Spricht leise und behutsam in sein Ohr. Als hätte er sich sein ganzes Leben lang auf genau diesen Moment vorbereitet. Irgendwann geht der Eistütenmann in die Hocke, nimmt die Eistüte und den Energydrink wieder hoch und geht in Richtung Rolltreppe zurück.

»Du würdest ein Zeichen setzen, das man nicht aus den Nachrichten verdrängen kann«, hat Jo gesagt. »Ein Meme, das viral geht, weil es das Leid der Menschen unter den faschistischen Corona-Maßnahmen auf der ganzen Welt versinnbildlicht.«

Der Eistütentyp hat auf halber Strecke angehalten und scheint es sich anders zu überlegen. Er dreht sich um und rennt zurück, stellt seine Dose noch mal vor dem türkischen Torero ab. Balanciert das Cornetto vorsichtig obendrauf, hebt die Fäuste. Der Torero legt ihm die Hand auf die Schulter. Wie so ein berühmter Verrücktenflüsterer, der eine Show auf Satı hat.

»Du willst, dass ich Harakiri begehe?«, habe ich Jo gefragt. Meine Stimme extra unbeeindruckt. Als würde ich nach einem Rezept für Spinatlasagne fragen. »Als symbolische Aktion«, hat Jo geantwortet, »wie damals am Hansaring. Du erinnerst dich an die YouTube-Kommentare. Was das mit den Leuten gemacht hat.«

Der Eistütenmensch hat sich beruhigt. Seinen Besitz wieder an sich genommen. Ist auf dem Weg zurück zur Rolltreppe. Dann hält er inne. Kommt zurück. Stellt die Dose ab. Legt das Eis drauf. Hebt die Fäuste. In einem Loop gefangen. Zum dritten, zum fünften Mal. Vielleicht ruft ein Satı-Regisseur ihm jedes Mal, wenn er sich umdreht, durch einen Knopf im Ohr »Still Rolling« zu.

»Das heißt, ich rufe Kian Daatis an, ob er mich wieder retten

kommt?«, habe ich Jo gefragt. Meine Stimme jetzt nicht mehr ganz Spinatlasagnenrezept, eher Chili-con-Carne.
»Erinnerst du dich an das Video, das ich dir mal geschickt habe?«, hat Jo geantwortet. »Diese Performance von Marina Abramović, *Thomas' Lips*. Die war nur so wirkungsvoll, weil die Rettung nicht geplant war. So wie damals am Hansaring. Da hast du wirklich geglaubt, dass du sterben wirst. Deshalb hat es die Leute so beeindruckt. Die haben deinen Mut bewundert, deine Überzeugung. Du hast ein Manifest abgegeben und dann hast du demonstriert, dass du es ernst meinst.«
»Und was, wenn mich keiner rettet?«
»Ich dachte, wir beide lassen uns nicht von Angst regieren.«

Plötzlich ist er nicht mehr da, der Mann mit der Eistüte. Ohne dass ich es gemerkt habe, am Horizont der Rolltreppe verschwunden. Mit seinem Cornetto, das bestimmt trotz Kälte längst geschmolzen ist. Der Verrücktenflüsterer steht lächelnd am Gleis. Auf den nächsten Patienten wartend. Hat bestimmt Stoßzeit. Weil es so viele gibt, die über dem eingepferchten Lockdown-Leben wahnsinnig geworden sind.
Ich versuche, mir mich selbst vorzustellen, wie ich am Ziel der Demo feierlich auf den Sarg steige, das Mikro in der Hand. In meinem weißen Kimono, der meine zu breiten Hüften kaschiert und das Muffin-Top über dem Hosenbundrand und meine weißporigen Arme, die aus T-Shirts immer rausragen wie dicke Fische. Ich werde schön sein wie im U-Bahn-Video vom Hansaring, mythisch und erhaben. Ein Vorbild. Eine Prophetin. »Ihr sollt sehen, was ihr uns antut!«, werde ich rufen und das Mikro fallen lassen. Ich werde das Messer hervorholen und in die Kamera halten. Tränen werden mir übers Gesicht strömen und die Leute werden meinen Schmerz spüren. Den Schmerz einer ganzen Welt. Mein Squad wird die Videos gleichzeitig auf TikTok,

Telegram, YouTube, Snapchat, Instagram und Discord livestreamen. Später werden die Lamestream-Medien sich um das Material reißen. Sie werden betteln: Dürfen wir das Video haben, dürfen wir bitte bitte dieses Video haben.
Klar, gerne, mit verdammtem Vergnügen, ihr Heuchler!
Im ARD Brennpunkt werden meine Eltern mich stehen sehen, umgeben von einer Menschenmasse. Tausende, Hunderttausende. Der Moderator wird auf die steigende Suizidrate durch den Lockdown hinweisen. Ein ehrlicher Wissenschaftler wird endlich über den wahren Blutzoll sprechen, die heimlichen Opfer der Corona-Diktatur. Die Kinder und Jugendlichen, die Einsamen, die Zensierten. Dann wird man mich sehen, wie ich das Messer hebe. Und dann werden sie das Video abbrechen, bevor ich es mir in den Bauch ramme. Weil man Gewalt in den Nachrichten natürlich nicht sehen darf. Weil man den Schmerz nicht sehen darf. Aber sie werden ihn spüren. Alle werden meinen Schmerz spüren, als ob es ihrer wäre. Sie werden bluten, wie ich blute. Und dann werden sie aufstehen und in die Straßen strömen und rufen: Nicht mit uns!
Und es wird eine verdammte Revolution geben.
Mein Handy vibriert. Jo fragt, wo ich bleibe.
Immer noch keine Bahn, schreibe ich. Tut mir leid.
Eine Nachricht von Mia. Wir haben seit ihrer Lügenattacke nicht gesprochen. Ich weigere mich, neben jemandem wie ihr Online-Unterricht zu machen. Aber ihr Name erscheint sowieso nur noch selten unter einem der schwarzen Quadrate.
Du redest immer von Quellen und Belegen, schreibt Mia, hier habe ich dir ein bisschen Material zusammengestellt.
Keine Rechtschreibfehler. Ich bin beeindruckt. Wahrscheinlich ist sie nicht zum Unterricht erschienen, weil sie mit dem Verfassen dieser Nachricht eine Woche ausgelastet war.
Okay, Mia, game on. Dann wollen wir doch mal sehen, wie viele

Sekunden ich brauche, um deine Fehlinformationen zu widerlegen.
Mias Links führen zu Threads auf einem dieser anonymen Message Boards, auf denen Amokläufer ihre Taten ankündigen. Diese Boards, denen jedes halbe Jahr der Server gekündigt wird. Die aber sofort den nächsten finden. Und der Geheimdienst setzt zähneknirschend ein neues Bookmark.
Der erste Post ist irgendein ellenlanger Greentext von einem frustrierten Gamer, mit dem niemand ins Bett will. Eine weinerliche Anekdote über ein Mädchen, das ihn friendzoned, weil der Feminismus die Hypergamie eingeführt hat und Frauen jetzt nur noch mit Fitnesstrainern schlafen. Eindeutig ein Incel.
Ich klicke den zweiten Link, überfliege wieder, gleiche Sprache, vermutlich gleicher Autor.
Was soll das, Mia?
Dann bleibe ich hängen.
#fettemette
Ein Hashtag, der im Auge des Burka-Shitorkans die Runde gemacht hat. Will mich Mia mit Troll-Posts quälen? Die kleine Sadistin. Sie überrascht mich doch noch. Ich springe zurück zum Anfang des Posts. Schrödingers Schaf. Der Typ erzählt irgendwas von einem sozialen Experiment, das er an einem Femoid ausführt. Incels halten sich ironischerweise immer für wahnsinnig versierte Menschenversteher. Geborene Soziologen.
>ihr kennt ja das Gedankenexperiment von Schrödingers Katze, schreibt er, die in einer Kiste mit Gift sitzt, das eventuell freigesetzt wurde oder eben nicht, und man kann nicht sagen, ob die Katze tot oder lebendig ist, ohne die Kiste zu öffnen, die Katze ist gleichzeitig tot UND lebendig oder vielleicht keins von beidem, die Katze ist ein verdammtes Mysterium
>schrödingers Schaf ist anders, bei Schrödingers Schaf gibt es nur ein Ergebnis

>wenn man ein Schaf in Schrödingers Kiste setzt, kann man immer davon ausgehen, dass es tot ist
>weil das Schaf dumm geboren wird
>und man es jederzeit dazu überreden kann, sich einfach selbst umzubringen, wenn es die Kiste nicht tut
>bei Schrödingers Schaf gilt die Universalregel: KLAPPE ZU, SCHAF TOT

Die U-Bahn kommt. Man hört sie im Tunnel rattern. Zeitlupenartig, bis sie endlich anhält und die Türen öffnet. Die Leute setzen ihre Maulkörbe auf und drücken sich hinein. Die Bahn ist bis zum Anschlag angefüllt, die Herde aneinandergedrängt wie im Stall bei Unwetter. Ich habe keine Lust, mich dazwischenzuquetschen, aber ich kann meinen Squad nicht im Stich lassen.
Dein Heer ist bereit und wartet auf Führung, hat Jo geschrieben.
»Setzt du bitte deine Maske auf«, sagt eine Frau neben mir.
»Fick dich«, sage ich.
Der Typ auf dem Message Board beschreibt die Pläne seines selbst angelegten Experiments. Er will ein für alle Mal beweisen, dass Frauen die unterlegene Spezies sind, Schrödingers Schafe. Er will eine Frau zum Selbstmord überreden. Gaslighting für Fortgeschrittene, schreibt er, LOL.
>ich bin nicht gut mit Blut, Jo, sagt sein Opfer.
>ich bin nicht gut mit Blut, Jo, steht da in diesem Thread, den mir Mia geschickt hat.
>ich bin nicht gut mit Blut, Jo, sagt die #fettemette, ihr Schwabbel zittert, aber sie will ihre Angst nicht zugeben, sie grinst durch ihre Angst hindurch [goodgirl.jpg]
>könnte passieren, dass ich umkippe, sagt sie, kein Problem, sage ich
»Entschuldigung, du kannst nicht einfach deine Maske nicht

aufsetzen«, quengelt die Frau neben mir, »im Prinzip ist das Körperverletzung. Besonders, wenn die Bahn so voll ist.«
>ich bin nicht gut mit Blut, Jo, sagt die #fettemette
»Entschuldigung, hallo? Ist da jemand?«
Die Frau wedelt mit den Armen vor meinem Gesicht.
>ihr Schwabbel zittert, aber sie will ihre Angst nicht zugeben, sie grinst durch ihre Angst hindurch [goodgirl.jpg]
Ich lese den Satz fünfmal. Ich verstehe ihn, aber ich verstehe ihn nicht.
»Junge Dame«, sagt die Frau, »ich rufe die Aufsicht, wenn du jetzt nicht sofort deine Maske aufsetzt.«
Der Thread hat hunderte Beiträge. User, die dem Autor zuprosten und Memes schicken.
Ha ha nice! drücke die Daumen.
Schick Bilder vom Schäfchen, bevor es in der Kiste verschwindet.
Ich klicke einen weiteren Link. Ein Post im gleichen Greentext-Format.
>sie ist schon ein schräger Vogel, diese Almette
>in ihrem Taschenrechnersafe stößt man auf die absurdesten Dinge
>wie dieses Video
>wtf.com
>ist das irgendein Fetisch, von dem ich noch nie was gehört habe
>was_stimmt_nicht_mit_der_fragezeichen.exe
>fast zehn Minuten lang nichts als Poren
>muss mit dem Handy den ganzen Körper entlang gefahren sein
>wie mit einem SUPERMARKTSCANNER auf der Suche nach dem Barcode
>und man erkennt nichts außer blaßrosa, ab und zu Haare, aber nur schemenhaft
>warum macht man sich nackig und filmt dann nur unscharfe Macros

>kein Gesicht, nicht mal ne identifizierbare Pussy
>einfach nur Poren, zehn Minuten lang
>timewasted.png
>sie muss einen Hass gehabt haben dabei, sie muss gedacht haben, ich löse mich auf in Pixel und Atome, ich will mir dabei zusehen, wie ich verpuffe, wie ich meine Bedeutung verliere und nur noch Macro-Materie bin
>als ich noch der kleine schwache Lord war, hab ich mir das auch gewünscht, meinen Körper in seine Atome zu zerstäuben, mich aus ihm zu lösen, die Sehnen abzustreifen, die mickrigen Muskelzüge, die pickelige Haut einfach in Luft aufzulösen
>Mette, Mette, du kleines Schlitzohr, machst Nacktbilder, die keine sind, nicht verwertbar, nicht identifizierbar, nicht erpressbar
>das hat was, dein Video, ich habs schon dreimal angeschaut, das hat irgendwas, das einen anfasst
>du überraschst mich, du kleine Perverse
>du bist genau die richtige Herausforderung
>ein Schaf, das eine Katze simuliert
>Schrödinger würde sich freuen

»Ich rufe an«, sagt die Frau neben mir, »ich rufe die KVB-Aufsicht.«

Die U-Bahn stoppt an einer Haltestelle. Ich drücke mich durch die Menge zur Tür. Stolpere und stürze über gelbe Noppen fast auf den dreckigen grau-weißen Fliesenboden. Station Neumarkt. Brennen im Kopf.

Wo bleibst du, schreibt Jo.

Ich boxe mich zwischen den Leuten durch und lasse mich vor einem der wandhohen Werbekästen auf den Boden sinken. Ich wünsche mir, ohnmächtig zu werden.

Er muss mein Handy gehackt haben, den Taschenrechnersafe. Von Anfang an.

Mein ganzer Körper zittert. Meine Zehenspitzen. Mein Kinn. Mein kleiner Finger.

Warum habe ich das Nacktvideo überhaupt aufgenommen, was sollte das? Warum hab ich es gespeichert?

Ich fange an zu heulen, wie ich zuletzt als Dreijährige geheult habe, absolut unbeherrschbar.

Hinter mir rotiert die Werbeschleife von einer Amazon-Werbung zu einer Amazon-Werbung.

Er hat mich umarmt und mir gesagt, dass wir aus dem gleichen Holz geschnitten sind. Seelenverwandt. Zusammen stärker.

>was_stimmt_nicht_mit_der_fragezeichen.exe

Er muss mich abgefangen haben an dem Tag bei Mia. Er hat im Gang auf mich gewartet.

Und mich komplett durchschaut.

>sie muss gedacht haben, ich löse mich auf in Pixel und Atome

>ich will mir dabei zusehen, wie ich verpuffe

Er hat mir das Gefühl gegeben, dass ich doch was ausrichten kann in der Welt.

Mia hatte recht. Ich bin seine verdammte Marionette. Und hab auch noch für sein Puppentheater rekrutiert.

Ich muss ihn aufhalten. Bevor es zu spät ist.

Ich starte TikTok, wähle *If the World was Ending* und halte mein geschwollenes Gesicht in die iPhone-Kamera.

»Geht nicht hin«, heule ich, »geht nicht zur Demo heute an der Deutzer Werft. Die wollen das Impfzentrum stürmen. Die haben Waffen dabei und Sprengkörper. Die sind zu allem fähig.«

Meine Kehle tut weh. Vor lauter Heulen bringe ich einen Moment lang kein Wort raus. Ein paar Leute haben sich nach mir umgedreht und schauen mich an.

»Du hattest recht, Yağmur«, schluchze ich, »mit allem. Es tut mir leid. Dass ich dich verletzt habe. Die einzige Person, der ich je wirklich was bedeutet hab. Das ist nicht zu verzeihen.«

Ich lade das Video hoch, weil ich nichts mehr zu sagen weiß. Kauere am Boden.
Die Schaulustigen mustern mich aus der Distanz. So stellen sich Menschen um ein Grab auf: nahe genug, um Blumen reinzuwerfen. Aber weit genug entfernt, um nicht ins Loch zu fallen.
The world is ending und ich bin schuld. Ich bin schuld an allem.
Mein Handy vibriert. FEIGLING, schreibt Jo. Du glaubst doch nicht, dass du mir einen Strich durch die Rechnung machen kannst. Der Plan ist längst in Gang gesetzt. Der Timer ausgelöst.
Dann kommt ein Anruf. Ich will ihn schon wegdrücken, aber Yağmurs Name erscheint auf dem Display.
Yağmur, o Yağmur. Meine Blutsschwester, meine Yağmur.
Es muss eine Fata Morgana sein. In Life-und-Death-Situationen schaltet das Hirn auf Illusionsmodus, um einem den Abschied zu erleichtern.
»Mach auf keinen Fall was Dummes«, zischt Yağmur. »Ich komme«, zischt sie, »ich bin auf dem Weg, du Arschloch.«
»Es tut mir leid, es tut mir leid, es tut mir leid.«
»Geh vom Gleis weg.« Yağmurs Stimme ist kühl und bestimmt. »Geh raus und warte oben am U-Bahn-Eingang.«
Ich stehe auf. Mein Grabpublikum hat das Interesse verloren. Ich gehe an ihnen vorbei, ohne dass sie mich eines Blickes würdigen.
»Ich komme nur, weil ich es versprochen habe«, sagt Yağmur, »und ich mein Wort halte. If the world was ending, I'll come over, right? Interpretier das bloß nicht falsch. Ich will nur nicht an deinem hässlichen Sarg weinen müssen, das ist alles.«
Ich nehme die Rolltreppe zum Zwischengeschoss. Alle Geschäfte in der Unterführung zur Schildergasse sind geschlossen. Ein Obdachloser hat ein kleines blaues Zelt vor der Theaterkasse aufgestellt. Als ich an ihm vorbeigehe, grinst er, hebt einen Tetrapak Rotwein und prostet mir zu. »Anti Corona«, sagt er.

»Du hattest recht«, sage ich zu Yağmur, »Ich hab die ausgeblendet, die Reichsbürger auf den Demos, die Rassisten in meinen Kommentaren.«
In jedem Heer gibt es ein paar faule Eier, hat Jo gesagt, das muss man in Kauf nehmen. Wenn wir die rausschmeißen, sind wir nicht besser als unsere Gegner, die alles eliminieren, was nicht ins Raster passt. Was entscheidend ist für unsere Mission, für den Sieg, ist die Führung. Die Führung muss überlegen sein. Sie ist das Hirn, das Heer nur der Körper. Und du, Mette, bist ein überlegenes Hirn.
Ich habe genickt und ihm geglaubt. Ich habe ihm alles geglaubt. Und er hat sich einen abgelacht und meinen Tod geplant.
»Nee, klar«, sagt Yağmur, »Leute, die sich ne Deutschlandflagge auf die Stirn tätowieren lassen, sind leicht zu übersehen.«
Ich muss lachen. Yağmur lacht auch.
»Ich lache nicht«, sagt sie.
Das Sturmtief brüllt mir durch den Ausgang entgegen. Ich gehe die Treppen hoch. Eine Wand Regen. Die Eistütenskulptur auf dem Dach der Neumarktgalerie vom Himmel geschluckt.
»Yağmur«, sage ich, »ich hätte mir heute fast vor versammelter Mannschaft ein Messer in den Bauch gerammt.«
»Na, die Promi-Therapeutin hat sich ja wirklich ausgezahlt«, sagt sie. »Du bist echt des Wahnsinns fette Beute.«
»Das hat Hanne immer zu mir gesagt.« Ich stemme mich gegen den Wind bis unter die Überdachung vor der Mayerschen Buchhandlung. Geschlossen. Nirgendwo eine Menschenseele.
»Ich weiß«, sagt Yağmur. »Ich bin nicht diejenige in dieser Beziehung, die sich an nichts erinnert, du Knollensellerie.«
»Wow«, sage ich, »Knollensellerie? Das ist harsh.«
Ich höre Yağmur lachen.
»Ich lache nicht«, sagt sie.
»Ich liebe dich«, sage ich.

»Ich weiß.«
Mein Spiegelbild im Buchhandlungsschaufenster. Ein tropfendes Häufchen Cultural Appropriation. Die Kimonoflügel kleben an meinen Armen.
Ich streife den nassen Kimono über meinen Kopf. Verrenke mich, um nicht das Telefon am Ohr zu verlieren. Yağmur sagt nichts, aber ich höre die Bahn hinter ihr einfahren.
Die meisten Memes zu 2021 handeln davon, dass es nur eine schlechte Fortsetzung von 2020 ist.
Aber plötzlich denke ich, dass das nicht stimmt. Dass mit 2021 eine vollkommen andere Zeitrechnung beginnt.
»Yağmur«, frage ich, »kennst du dieses Lied von Arlo Parks: *Eugene?* Das Musikvideo ist grade rausgekommen.«
»Wir sind uns doch nie einig bei Musik.«
»Das wird dir gefallen«, sage ich. »Versprochen«, sage ich.
Hey. I know I've been a little bit off and that's my mistake. I kind of fell half in love and you're to blame. I guess I just forgot that we've been mates since day.
Ich höre Yağmur am anderen Ende des Telefons. Ich bin sicher, dass sie da ist.
Mein Schaufensterspiegelbild sieht nass und müde aus. Und verbissen. Kiefer angespannt, Zähne aufeinandergepresst. Schnabeltassenbissig. Manchmal wacht es morgens auf und das ganze Gesicht tut ihm weh vom Knirschen.
Ich zeige der Spiegel-Mette den Mittelfinger.
Sie schaut traurig zurück.
Ich beginne, mit den Hüften zu kreisen. Meine Spiegelschwester macht es mir nach.
Sie sieht albern aus und alleine. Nein, nicht alleine. Yağmur ist da, in ihrem Ohr. Mit Bahngeräuschen im Hintergrund und der KVB-Durchsage. Nächste Haltestelle Piusstraße.

Zum Soundtrack von Arlo Parks in meinem Kopf beginnen wir zu tanzen. Wackeln mit unserem breiten Hintern, als ob wir J-Lo wären. Schütteln unser Muffintop wie die Postmenopausalen aus dem Zumba.

Spüren, wie sich langsam etwas zu lösen beginnt.

Zu spät, Mette, schreibt Jo. Aber da lese ich es noch nicht. Erst viel, viel später.

Die Zeit der Schlafschafe läuft ab. Gleich klingelt der Wecker. Und du weißt, was dann passiert.

TICK TACK TICK TACK

Und BOOM

Danke

Meinen Förder*innen dafür, dass sie diesen Roman möglich gemacht haben: Deutscher Literaturfonds, Fondation Jan Michalski, Kunststiftung NRW, Künstlerhaus Edenkoben, Lese-Kultur-Godesberg (besonders Barbara Ter-Nedden), Literarisches Colloquium Berlin, Literaturforum Schwaz

Meiner Lektorin Ju und meiner Verlegerin Lina für ihren unermüdlichen Einsatz.

Bianca Schmidt für die TikTok-Zahlen.

Nurten Zeren für das großartige Cover.

Frank, for always being there when the world is ending.

Meiner Lieblingsschwester Katharina und meinen Eltern für den Feuereifer, mit dem sie ihren Freund*innen zu jedem Anlass meine Bücher aufdrängen.

Marijke, heel erg bedankt dat ik je kattenkamer als mijn eigen kleine schrijfplaatsje kon gebruiken.

Meinen Lebens- und Schreib-Verbündeten, mit deren Hilfe ich im Schreibblockaden-Parcours immer den Weg wiederfinde.

My allies in life and in writing for assisting me throughout the jumping course that is my writing process.

Besonders/especially Denis, Elise, Elo, Francesca, Jennifer K, Jenny B, Karsten, Laura, Luxi, Martina, Naz, Pineapple, Poulette, Rebecca, Sara W, Sarah C, Simone, Tabea, Theres, Viren & Chris, dem Brugg-Cluster, the Michalski Swim Club und dem Schreibraum Köln.

Nachweise

Comic Sans, Musik & Text: Audrey Chu, Jackman Thomas Harlow, James Alex Jeanty, Anwar Sawyer © Harlow Happenings / Sony Sounds / Kobalt / Universal US, sub publisher: Sony Music Publishing (Germany) GmbH.

Eugene, Musik & Text: Anais Oluwatoyin Estelle Marinho, Gianluca Buccellati © Sony Music Publishing Allegro (UK) / Young Songs Limited / One Two Many Songs Limited, sub publisher: Sony Music Publishing (Germany) GmbH.

I'm Good, Musik & Text: Kristine Flaherty, Justyn Pilbrow © Sony Music Publishing Ballad / Flayzer Beam Surgery / Sony Music Publishing Songs LLC, sub publisher: Sony Music Publishing (Germany) GmbH.

Juice, Musik & Text: Eric Burton Frederic, Theron Makiel Thomas, Melissa Vivianne Jefferson, Sam Michael Sumser, Sean Spencer Small © 2019 T N T EXPLOSIVE PUBLISHING / SEAN SMALL MUSIC / PRESCRIPTION SONGS LLC / Anthem Boardwalk Music Publishing / Frederic And Ried Music / Sony Music Publishing Songs LLC, sub publisher: Sony Music Publishing (Germany) GmbH. All Rights for T N T EXPLOSIVE PUBLISHING Administered by BMG RIGHTS MANAGEMENT (US) LLC. All Rights for SEAN SMALL MUSIC and PRESCRIPTION SONGS LLC Administered by KOBALT MUSIC PUBLISHING WORLDWIDE LTD. All Rights Reserved. Used by permission of Hal Leonard Europe Limited.

Messin with my Head, Musik & Text: Kristine Flaherty © Flayzer Beam Surgery / Sony Music Publishing Songs LLC, sub publisher: Sony Music Publishing (Germany) GmbH.

Savage, Musik & Text: Anthony G White, Megan J Pete, Bobby Dewayne Jr Session © HSZ Music / Sony Music Publishing Songs LLC / Kobalt / Universal US, sub publisher: Sony Music Publishing (Germany) GmbH.

Mit freundlicher Genehmigung der Sony Music Publishing (Germany) GmbH.

Mercy, Musik & Text: Kanye Omari West, Mike Dean, Sean Anderson, Tauheed Epps, Terrence le Varr Thornton, James Michael Thomas, Stepan Taft, Reggie Henriques Williams, Denzie Hugh Beagle, Winston Delano Riley, Malik Yusef el Shabazz Jones, Willie Antonio Jr. Hansbro, Anthony C. Khan, Herbert L Turner, Wilbert Keith Williams © 2012 Songs of Universal / Universal Music Corp. / © EMI Blackwood Music Inc. / Please Gimme My Publishing Inc. / Tenyor Music / EMI April Music Inc. / RLFG Music / Ye World Music / Neighborhood Pusha Publishing / Sony Songs LLC / sub publisher: EMI Music Publishing Germany GmbH / Sony Music Publishing (Germany) GmbH. All Rights on behalf of Songs of Universal and Universal Music Corp. Administered by Universal Music Publishing Ltd. All Rights Reserved. Used by permission of Hal Leonard Europe Limited. Mit freundlicher Genehmigung der EMI Music Publishing Germany GmbH und der Sony Music Publishing (Germany) GmbH.

Damn Right, Musik & Text: Audrey Chu, Jackman Thomas Harlow, James Alex Jeanty, Anwar Sawyer © Kobalt, Universal US

Famous, Musik & Text: Aluna Dewji Francis, George Edward Reid © Universal UK